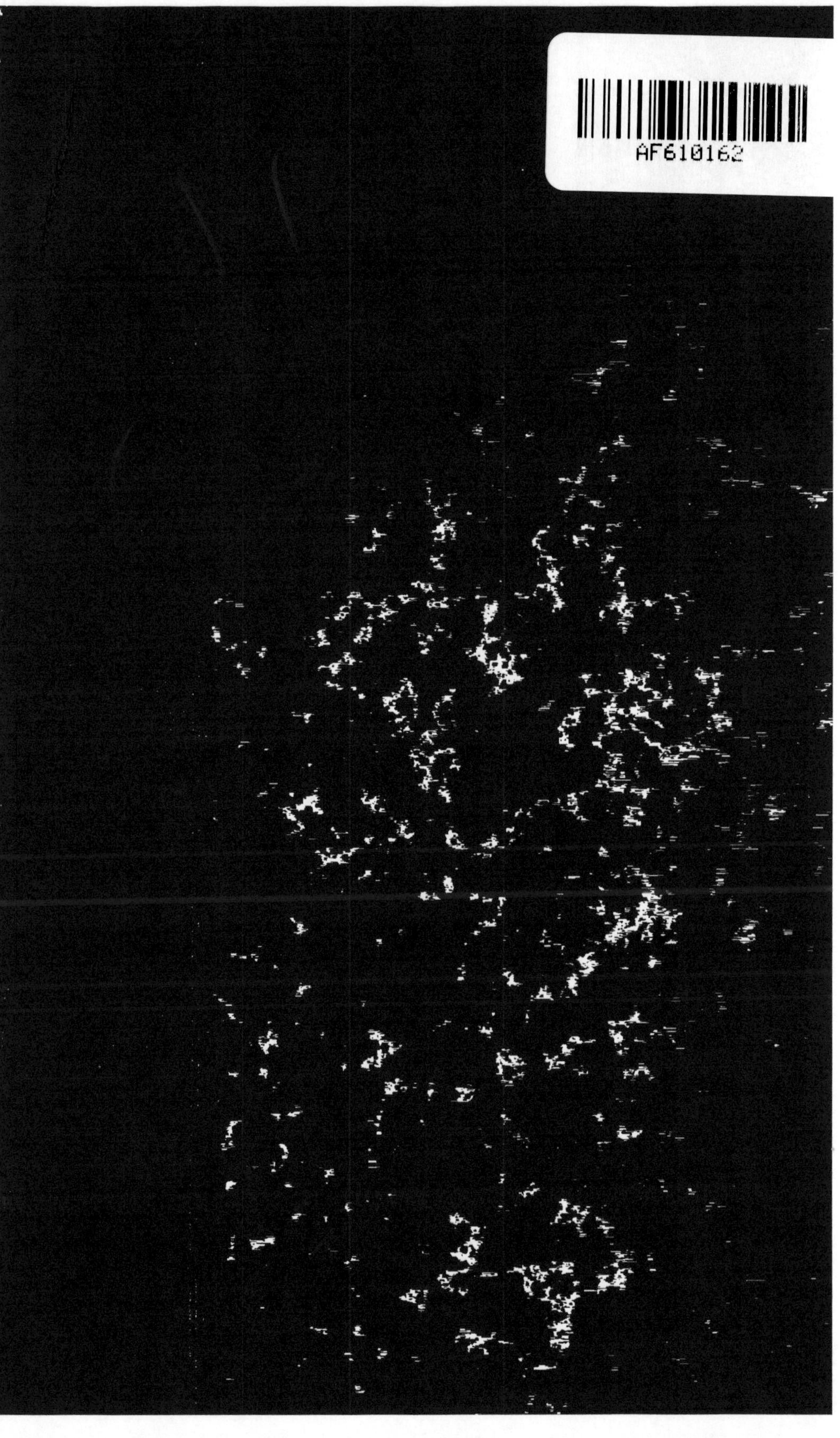

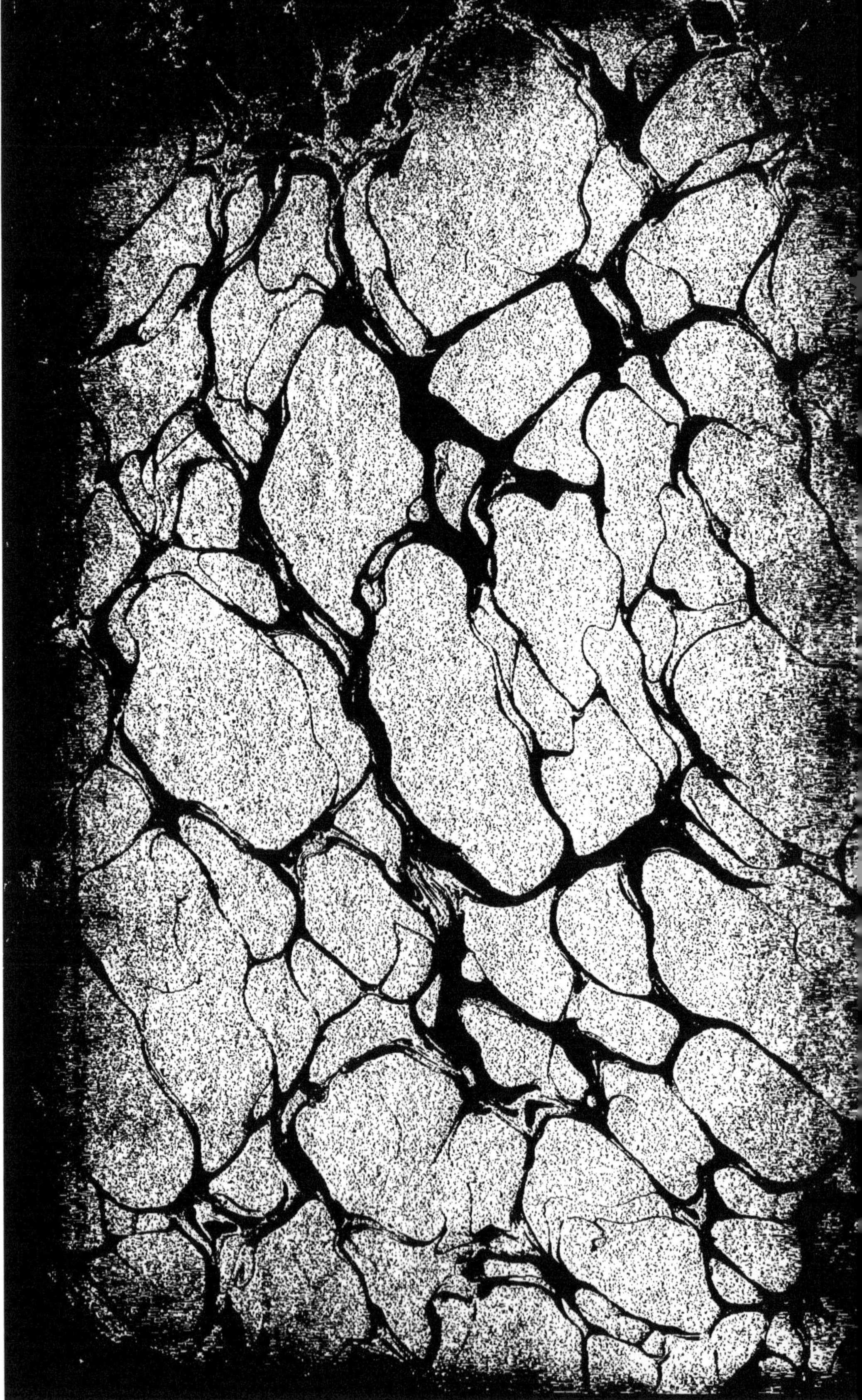

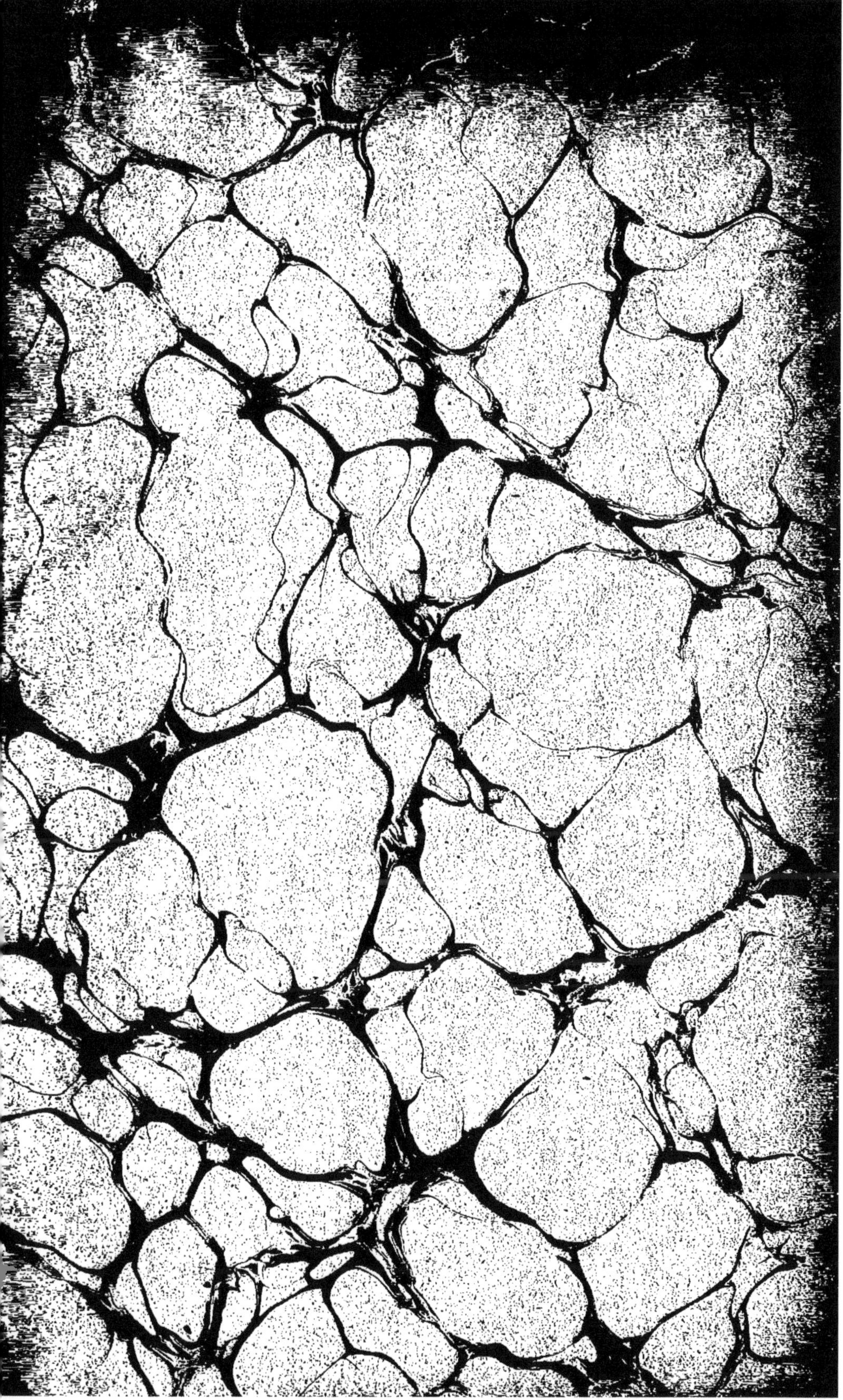

CONFÉRENCES POPULAIRES

D'HYGIÈNE

PAR

G. BAUDRAN

OFFICIER D'ACADÉMIE
SECRÉTAIRE DU CONSEIL CENTRAL D'HYGIÈNE
INSTITUT (PRIX MONTHYON) MENTION HONORABLE

AVEC

UNE APPRÉCIATION DE MONSIEUR LE PROFESSEUR BROUARDEL

Membre de l'Institut, Doyen de la Faculté de Médecine

PARIS

FIRMIN-DIDOT ET CIE
56, RUE JACOB

COCCOZ, LIBRAIRE
11, RUE DE L'ANCIENNE COMÉDIE

ET CHEZ L'AUTEUR, A BEAUVAIS

CONFÉRENCES POPULAIRES

D'HYGIÈNE

DU MÊME AUTEUR :

1888. — *De la Terpine. Sa recherche clinique dans l'urine.*

1889. — *Des Eaux à Beauvais. Mémoire récompensé par M. le Ministre de l'Intérieur* (Médaille de bronze).

1890. — *Rapport sur les travaux du Conseil central d'hygiène du département de l'Oise.*

1891. — *Étude sur le poivre et ses falsifications.* (Prix Brassac.)

1891. — *Influence des eaux résiduelles de sucrerie sur les poissons.*

1891. — *Comptes rendus du Conseil d'hygiène.*

1892. — *Étude sur les eaux de Friancourt.*

1893. — *Comptes rendus du Conseil d'hygiène.*

1894. — *Hygiène de l'Adolescence.* (Médaille de bronze. Société française d'hygiène.)

1894. — *Comptes rendus du Conseil d'hygiène.*

1895. — *Influence du logement sur la santé des habitants des petites villes et des communes rurales du département de l'Oise.* (Couronné par la Société française d'hygiène. Prix offert par le Président de la République.)

1895. — *Nouveau mode de dosage de l'albumine dans le lait de femme.* (Prix Brassac. Médaille d'argent.)

1896. — *Comptes rendus du Conseil d'hygiène.*

1896. — *Hygiène ouvrière.* (Médaille d'argent. Exposition de Rouen.)

1896. — *Exposition d'hygiène de Bordeaux.* (Diplôme d'honneur.)

1897. — *Du rôle de l'hygiène au XXe siècle par l'éducation et l'instruction des masses.* (Couronné par la Société française d'hygiène. Prix offert par le Président de la République.)

1897. — *De l'habitation dans le Département de l'Oise,* son hygiène, accompagné de plans et vues photographiques (médaille d'or). Prix : 6 fr.

Typographie Firmin-Didot et Cie. — Mesnil (Eure).

CONFÉRENCES POPULAIRES

D'HYGIÈNE

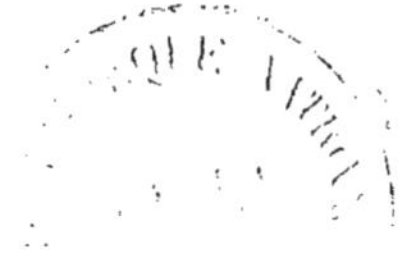

PAR

G. BAUDRAN

OFFICIER D'ACADÉMIE
SECRÉTAIRE DU CONSEIL CENTRAL D'HYGIÈNE
INSTITUT (PRIX MONTHYON) MENTION HONORABLE

AVEC

UNE APPRÉCIATION DE MONSIEUR LE PROFESSEUR BROUARDEL

Membre de l'Institut, Doyen de la Faculté de Médecine

PARIS

FIRMIN-DIDOT ET Cie — 56, RUE JACOB

COCCOZ, LIBRAIRE — 11, RUE DE L'ANCIENNE COMÉDIE

ET CHEZ L'AUTEUR, A BEAUVAIS

Paris, 5 Juin 1897.

Cher Monsieur,

J'ai parcouru votre manuscrit, je trouve le plan de l'ouvrage très bon, l'exposé est clair et les développements sont conformes à l'état actuel de la science.

P. Brouardel.

CONFÉRENCES POPULAIRES
D'HYGIÈNE

AVANT-PROPOS

L'hygiène est un art aussi vieux que la médecine. Elle remonte aux premiers âges de l'humanité, mais n'a pris le caractère d'exactitude qu'elle présente aujourd'hui qu'à la suite des découvertes réalisées dans le domaine des sciences naturelles par la génération dont nous faisons partie. C'est de ce moment que datent son importance, son extension et l'intérêt qu'elle inspire à tout le monde.

Tant que ses règles se sont bornées à quelques formules banales, à quelques aphorismes, et plus souvent, à quelques préjugés populaires, les populations ne l'ont pas prise au sérieux; mais le jour où elle est venue, preuves en main, leur montrer qu'elle a les moyens de prévenir les maladies qui les déciment, en supprimant ou atténuant les causes; qu'elle leur a prouvé que la préservation de la santé n'était plus un rêve; ce jour-là, les choses ont changé de face. Les savants, les gens du monde ont senti qu'une science nouvelle venait de naître, science exacte par excellence. Tous ont compris que l'art de prévenir les maladies avait sa place à côté de l'art de guérir, que son domaine était plus vaste parce qu'il s'adressait aux masses et que son action était plus puissante. Il est plus facile d'empêcher mille personnes de tomber malades que d'en guérir une seule.

La médecine peut avoir des incrédules, l'hygiène n'en a pas. Si on ne suit pas toujours ses avis, on ne conteste jamais son utilité. On l'envisage aujourd'hui comme la dernière expression du perfectionnement social accompli par le progrès scientifique.

Les savants du siècle dernier avaient préparé ce mouvement. Le terrain avait été défriché, profondément remué et c'est dans ce sillon que Pasteur est venu semer les germes féconds de sa doctrine.

Après avoir été annexée à la physiologie, elle finit par se mettre dans ses meubles, selon une expression vulgaire, et il est facile de prévoir qu'à la fin de ce siècle les cours ou conférences d'hygiène seront assiégés.

Cet avenir lui est assuré par les progrès qu'elle fait chaque jour dans l'opinion depuis qu'elle a pris la santé publique pour objectif et qu'elle a trouvé la solution des principaux problèmes qui l'intéressent. Elle s'est imposée aux masses.

Toute la différence entre l'hygiène d'autrefois et l'hygiène future réside dans ce point capital : nous avons trouvé la cause des maladies; dans l'avenir, à l'aide de moyens puissants de désinfection, d'assainissement, de propreté minutieuse et d'habitations ouvrières plus salubres, nous saurons combattre les organismes producteurs des maladies infectieuses les plus terribles et les plus meurtrières de toutes.

Elle préservera les masses et protégera du même coup la santé des individus qui ne peut être sauvegardée autrement.

Elle aura un rôle moralisateur et peut-être sera-t-elle cause du relèvement de la race. Plus on conservera de santés, plus on augmentera la résistance du pays. Et s'il est difficile de prévoir ce que l'avenir nous réserve au point de vue politique, on peut prédire, sans témérité, que les grands travaux qui ont servi de base à l'hygiène n'en auront fait qu'un édifice plus stable et plus inébranlable.

A qui donc est dévolu le rôle de propager et de présenter sous forme de lois simples ce que chacun sait, ce que personne ne conteste?

Ce sera le fait de l'initiative privée, l'œuvre des dévoués et parfois même des fanatiques. On peut suppléer ces âmes courageuses. Et c'est la façon d'envisager le problème qui va permettre d'en esquisser la solution.

Scindant la question nous y remarquons deux choses :

1° Le rôle de l'hygiène par l'instruction.

2° Le rôle de l'hygiène par l'éducation des masses.

Par instruction, nous entendrons l'enseignement, tout ce qui donne des connaissances, savoir : les conférences populaires.

Par éducation, nous comprendrons les conseils pratiques qui découlent de la théorie et tout ce qui sert à former les habitudes, à modifier les mauvaises dispositions du tempérament, à déraciner les errements. L'instruction, sous le rapport de l'hygiène, n'est malheureusement donnée qu'à un petit nombre et encore superficiellement. Nous voulons parler des instituteurs qui ont dans leurs programmes d'études des questions d'hygiène sur les sujets suivants : Eau, air, aliments, maladies contagieuses, matières fécales, maison salubre, enfance, etc.

Nous laissons de côté, bien entendu, les cours des maîtres éminents qui se font dans un milieu choisi, mais non à la portée de tous.

Les instituteurs, une fois sortis de l'École, oublient et n'enseignent pas l'hygiène qu'ils ont apprise. Ils sont cependant tout indiqués pour cette propagation humanitaire, et où serait le mal si on les engageait dans leurs cours d'adultes à faire quelques conférences sur un ou plusieurs sujets s'y rapportant.

On pourrait choisir son exposé suivant les localités que l'on habite. Tel pays industriel pourrait apprendre ce qui concerne l'ouvrier. Tel autre agricole, ce que l'on désire pour le paysan. Notre pensée n'est pas d'entrer dans le domaine particulier et nous aimons mieux résumer ce que nous voudrions voir exposer en fait d'hygiène privée, individuelle.

Il faut montrer au peuple, à la génération future ce qu'on espère, quels sont les désidérata et les moyens dont on dispose pour conserver la santé, en un mot rendre tangible la prépondérante attribution de l'hygiène.

Le nombre de conférences à faire est minime, quatre ou cinq au plus.

Le but à atteindre est excellent. C'est une œuvre essentiellement pratique et démocratique. Tout ce qui touche à l'homme appartient à l'homme, à l'hygiéniste; il n'a ni le droit ni le devoir de s'en désintéresser. C'est à lui que peut s'appliquer la pensée du poète : « *Homo sum, nil humani a me alienum puto* ».

Les problèmes à résoudre sont prochains, immédiats.

Car si : « *Natura non facit saltus* », l'hygiène suit, elle aussi, étape par étape, dans toutes ses fluctuations, la marche et l'évolution même de l'humanité.

En résumé, toute l'hygiène qu'il y aurait à enseigner peut tenir en quelques aphorismes :

1° Habitation salubre, non encombrée.

2° Air pur et renouvelé, eau pure et abondante.

3° Alimentation saine et suffisante.

4° Travail et repos bien équilibrés.

5° Propreté partout et toujours.

Les conférences qui découlent de ces maximes sont :

1° Hygiène de l'habitation.

2° Vêtements et soins corporels

3° Exercice, travail, repos, alimentation.

4° Éducation proprement dite, hygiène de l'Enfance, de l'Adolescence et de la Vieillesse.

PREMIÈRE CONFÉRENCE

HYGIÈNE DE L'HABITATION

PREMIÈRE CONFÉRENCE

HYGIÈNE DE L'HABITATION

J'ai pensé qu'il serait intéressant de venir exposer devant vous ce que l'hygiène est en droit de réclamer comme mesures à prendre chez soi pour se conserver la santé. Cette question est trop souvent méconnue et il suffit d'un peu de réflexion et de bonne volonté pour rendre sa demeure salubre et se préserver de bien des affections. Je traiterai l'habitation dans son sens le plus général et d'après le plan suivant :

1° Historique : Exposition de 1889.

2° Construction, sol, murs, planchers.

Dispositions intérieures :
- Caves, sous-sols.
- Rez-de-chaussée.
- Chambres.
- Cabinet de toilette.
- Mansardes.
- Cuisine.
- Cabinets d'aisances.
- Escaliers.

Dépendances.

3° Milieu respiratoire, aération, ventilation.

4° Milieu thermique, chauffage, réfrigération.

5° Éclairage, résidus impurs, eaux ménagères, vidanges, eaux.

6° Logements insalubres, habitations rurales.

7° Conclusions.

Historique.

Le plus impérieux des besoins de l'homme, après celui de se nourrir, est de se créer un abri contre les intempéries et les agressions extérieures.

Ce serait sortir du sujet, que de faire tout l'historique de l'habitation tel qu'il a été exposé en 1889 par M. Garnier. La maison primitive avait ses insuffisances, l'habitation actuelle démontre le superflu ou l'absence d'hygiène.

En concentrant notre existence dans nos demeures, nous y avons réuni tous les objets nécessaires à la satisfaction de nos besoins et de nos goûts. Nous en avons fait un milieu factice, artificiel, où toutes les conditions de la vie sont changées, où le redoutable problème de l'altération de l'air se pose à chaque instant et où l'hygiène doit intervenir pour sauvegarder la santé de ceux qui y résident.

Élégance et hygiène ne marchent pas toujours de front.

Des habitations tout à fait semblables à l'extérieur peuvent offrir sous le rapport de la salubrité des différences considérables. C'est un principe faux de dire que l'hygiène d'une maison se juge par son aspect extérieur. En effet, ce parallélisme a été établi à cette même exposition de 1889. Dans le pavillon de la Ville de Paris, sous la direction de Durand-Claye, on remarquait deux maisons identiques. L'une résumait toutes les défectuosités qui peuvent rendre une habitation malsaine, tandis que l'autre réalisait toutes les conditions propres à en assurer la salubrité. Elles étaient jointes par une passerelle. Les visiteurs montaient par l'une et descendaient par l'autre, pouvant ainsi comparer les bonnes dispositions aux mauvaises.

Maison insalubre. — Elle est assise directement sur le terrain. Le tuyau de fonte qui jette les eaux sales dans la rue est disjoint, l'évier a pour issue une gargouille. Les émanations servent de baromètre. *Quand la pierre sent mauvais le temps va se mettre à la pluie.*

Je ne doute pas un seul instant que vous ne préfériez un bon anéroïde à une impression désagréable perçue par votre odorat. Le tuyau de chute est en communication directe avec le puisard. Les Water-Closets sont à occlusion imparfaite. (Je ferai remarquer en passant que je me suis toujours demandé pourquoi nous allions emprunter au vocabulaire de nos bons voisins les Anglais, certains mots, alors que notre belle langue française a des expressions souvent plus justes.)

Il n'existe dans cette maison aucune canalisation d'eau. Cette dernière est apportée dans des brocs ou versée dans des fontaines de métal ou de grès. Elle est puisée à une source ou à un puits creusé à proximité de la fosse d'aisances qui n'est pas étanche. Les chambres sont tapissées de papiers aux couleurs vives mais toxiques.

Maison salubre. — Là, tout est changé. Le sous-sol est aménagé, l'eau est abondante. Il y a, pour les cabinets, un système de chasses, basé sur le principe de la fontaine de Héron. La distribution de l'eau se fait par une double colonne montante. L'une, d'eau de source, sert à l'alimentation; l'autre, de rivière, est utilisée pour les lavages. En un mot, circulation partout, jamais de stagnation. Les cheminées ont leur tirage assuré par un appel d'air extérieur. Quant à la vidange c'était le système diviseur et le tout à l'égout.

Construction.

L'emplacement sur lequel la demeure doit être établie a une importance capitale. Malsains sont les quartiers situés près des rivières, des terrains marécageux, dans le voisinage d'établissements insalubres. Le sol doit être drainé, préparé dans certains cas. Les souvenirs antiques des temples d'Hygie bâtis sur les hauteurs et que les moines des collines romaines ont intelligemment copiés, seraient des préceptes matérialisés.

Les façades de l'Est et de l'Ouest, en fait d'orientation, sont celles qui emmagasinent le plus de chaleur. Elle y est reçue suivant une ligne qui se rapproche de la perpendiculaire.

Les locaux de séjour doivent être au Sud. La chambre à coucher et le cabinet de travail à l'Est. La salle à manger, la cuisine, le cabinet d'aisances seront au Nord.

Ce que nous venons de dire paraît s'appliquer plutôt aux riches qu'aux pauvres. Et cependant, quelle est la demeure qui ne possède au moins une ou deux pièces et qu'une bonne exposition préserverait certainement des atteintes morbifiques. Les meilleurs antiseptiques sont encore le soleil et la lumière.

Le sol étant convenablement choisi, reste la construction proprement dite. Le choix des matériaux n'est pas toujours libre. On doit tenir compte des ressources géologiques de la contrée. Tantôt on emploiera les briques, les moellons, le plâtre, le fer, les ardoises, les tuiles. Rappelez-vous cependant que les couvertures métalliques, si elles préservent de l'humidité, emmagasinent considérablement de chaleur pendant la saison chaude. Les murs extérieurs doivent être suffisamment épais, pour cette double raison qu'ils maintiennent pendant les saisons opposées un juste équilibre de température. Les cloisons de refend doivent être imperméables. Les murs seront plâtrés ou silicatés, peints à l'huile de lin, rarement à la céruse. Le blanc de zinc est préférable. Il recouvre mieux et coûte moins cher, surtout s'il est disposé en couches bien couvrantes.

Il ne faut pas croire qu'une fois la maison construite il soit prudent de l'habiter. On estime qu'une construction, même de trois étages, retient environ 83500 litres d'eau, qu'il est nécessaire de lui faire perdre. Rappelez-vous pour cela qu'un mètre cube d'air enlève 2 g. 40 d'humidité et vous pourrez juger du nombre de mètres cubes qu'il vous faudra employer. Il existe, sous ce rapport, certaines pratiques qu'il est bon de connaître. En été, on ouvre les portes et les fenêtres; en hiver, on allume le calorifère ou on fait du feu dans les cheminées. En général, il faut un an pour sécher les plâtres d'une petite maison. Mais celle que vous vous proposez d'habiter peut être, malgré tout, humide. Il est des signes certains qui vous permettront de vous en assurer.

Il se produira du salpêtre. En été, après une pluie abondante, les parois resteront humides longtemps et ne sècheront jamais complètement en hiver. Les murs sentiront la chaux, le sel de cuisine fondra, le linge se piquera dans les armoires et le cuir des chaussures sera moisi.

Les dangers des peintures vénéneuses sont faciles à éviter. Elles peuvent toutes être remplacées par des couleurs inoffensives, aussi solides et d'un coloris aussi riche. Les draperies et tapisseries, outre qu'elles conservent la chaleur des appartements peuvent encore donner asile à de nombreux microbes. Et comme elles ont du prix, on n'ose pas les nettoyer à fond et encore moins les étuver.

Évitez les papiers en relief ou veloutés pour les

mêmes raisons. Une bonne précaution consiste à ajouter à la colle 5 pour cent de salicylate de zinc ou 3 à 4 pour cent de napthol.

Les meilleurs parquets sont ceux en chêne assemblé et ciré ou sur bitume. Ils sont moins froids que le dallage et ne s'imprégnent pas de liquides fermentescibles comme ceux de sapin. On peut rendre ces derniers imperméables avec de l'huile de lin ou de la paraffine. Le carrelage est toutefois préféré pour les rez-de-chaussée, les sous-sols. Les carreaux rouges, polis, non poreux, sont ceux qu'il faut choisir quand on ne peut faire les frais de carreaux céramiques plus élégants, plus artistiques.

L'usage des tapis de laine est une pratique favorable à la calorification et agréable aux pieds des visiteurs.

Les plafonds les plus simples, sans moulures ni motifs historiés sont les plus hygiéniques et les plus faciles à nettoyer.

Disposition et distribution des différentes parties. — Tout cela se règle suivant la position sociale. L'hygiène pratique se désintéresse des hôtels, des villas, des maisons de famille qui sont en général confortables.

Un peu de statistique va nous édifier. Elle permet d'établir que le nombre d'habitants par maison est en moyenne de :

à Londres.	8
Paris	28
Berlin.	32

Pétersbourg. 52
Vienne 55

Sur 1000 contagionés, on trouve les proportions suivantes :

20 dans les logements de 1 ou 2 personnes par chambre.

29 dans les logements de 3 à 5 personnes par chambre.

32 dans les logements de 6 à 10 personnes par chambre.

79 dans les logements au-dessus de 10 par chambre.

En tenant compte du nombre de personnes par logement la durée moyenne de la vie est de :

Dans les logements à 1-2 personnes		47 ans
—	3-5 —	39 —
—	6-10 —	37 —
	au-dessus de 10 —	32 —

Par rapport au nombre de pièces la mortalité pour 1000 est de :

1 pièce . . . . 163. 5 p. 100
2 — 22. 5
3 — 7. 5
4 — 5. 4

La salubrité des différentes pièces peut s'établir par le nombre des décès rapporté à 1000 habitants. Nous avons alors :

Caves. 25.8
Rez-de-chaussée 22
Premier 21.6
Deuxième 21.8

Troisième 22.6
Quatrième 28.2

Il découle nettement de ces chiffres que les étages les plus sains sont le premier et le second. Plus il y a de pièces, meilleure est la santé et plus longue la durée moyenne de la vie.

Distribution. — Chacun des éléments de l'habitation ayant son hygiène demande une étude particulière. Lorsqu'on habite les caves, les sous-sols, ce sont des endroits humides, froids, sombres, prédisposant à la tuberculose. L'histoire des caves de Lille en est une preuve suffisante. Toutefois les maisons bâties sur caves, non habitées, sont les plus salubres.

Dans les familles pauvres, les pièces sont au rez-de-chaussée et servent à tout : de salle à manger, de cuisine, de chambre à coucher. L'humidité et le défaut d'air, joints à l'encombrement et à la malpropreté en font des réduits malsains.

Chez les riches, on y installe le salon et la salle à manger qui sont presque toujours trop grands pour le temps qu'on y passe.

La cuisine doit avoir une large fenêtre s'ouvrant à la partie supérieure, pour chasser les gaz et la fumée. Le fourneau et le foyer auront un tirage suffisant. L'enveloppe sera en briques vernissées ou en carreaux de faïence plutôt qu'en fonte. Le sol sera carrelé, les parois blanchies à la chaux au moins une fois l'an. L'évier sera installé avec soin, surmonté d'un robinet d'eau, en pierre d'une seule pièce ou en grès vernissé. Il n'y aura pas de

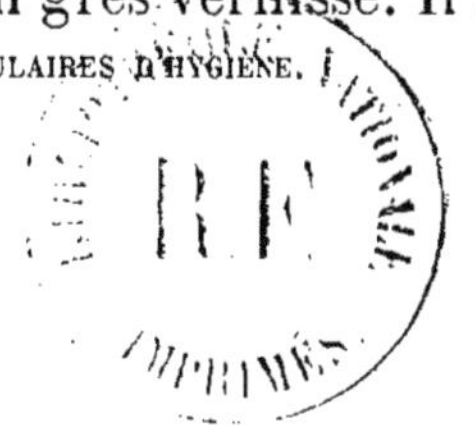

menuiserie dans son voisinage. Une grille retiendra les corps volumineux et comme les tuyaux s'encrassent facilement on y remédiera en versant de la lessive de cendres de bois chaude.

Les chambres doivent être vastes et spacieuses, représenter au moins 25^{m^3} par personne, sans compter les meubles et objets de toute sorte dont on a la mauvaise habitude d'encombrer les appartements. L'hygiène recommande la suppression des alcôves. Rien n'est plus insalubre que ces recoins où l'air ne se renouvelle pas, où le dormeur reste dans une atmosphère confinée. Le lit, dont la composition sera traitée à propos du vêtement, doit être placé de façon à ce que le dormeur ne reçoive pas directement les rayons de la lune. Sans être lunatiques, certaines personnes ont eu de ce fait le cauchemar. Enfin, cette pièce que nous occupons les deux cinquièmes de la journée ne doit pas renfermer de placard; des armoires mobiles sont préférables. Une cheminée est nécessaire aussi bien pour la ventilation que pour le chauffage. La fenêtre aura au moins un mètre carré pour l'aération.

S'il peut exister un cabinet de toilette dans la maison, qu'il soit pourvu d'armoires, de garde-robes, de lavabos. Que la table ne soit pas trop encombrée de parfums et de poudres. Tout cela finit par rancir et sentir mauvais.

Dans toute maison, qui prétend au confortable, doit exister une chambre pour les malades, isolée, séparée et ne recevant sa destination propre qu'en temps opportun. Les angles de cette pièce seront arrondis, les planchers imperméabilisés et elle aura un cube d'au moins trente mètres. Le mobilier en sera réduit à sa plus simple expression pour rendre la désinfection possible et efficace.

Les mansardes, lorsqu'elles sont louées à des pauvres, sont le plus souvent malpropres et insalubres. Elles sont aussi nuisibles que les caves.

Le cabinet d'aisances est assurément l'endroit qui a le plus bénéficié de l'hygiène contemporaine. Il doit être éclairé par une large fenêtre servant aussi bien à l'entrée de la lumière qu'à l'éloignement des gaz lourds. Le parquet en sera ciré ou verni, les murs devront être peints à l'huile. La plus grande part de propreté doit lui être réservée.

Les escaliers servent à deux fins, pour monter et pour l'aération de la maison. On a observé que si l'ascension était pénible pour les femmes en état de grossesse, il pouvait y avoir une proportion assez forte de fausses-couches.

Dépendances. — Lorsque la maison possède une cour, celle-ci est bien souvent trop étroite. Elle ressemble à une cheminée. Ni l'air, ni la lumière ne peuvent y pénétrer. Il importe donc qu'elle soit de bonnes dimensions. S'il existe un jardin, qui est à la maison ce que le square est à la ville, il devra plutôt en être éloigné d'une quantité égale à sa hauteur. Les grands arbres entretiennent l'humidité et sont un écran pour la lumière.

Dans les écuries, un cube de 50 mètres par cheval est nécessaire. Et, de même que nous ne pourrions vivre dans une atmosphère viciée par nos détritus, de même aussi, il est nécessaire d'enlever le fumier au fur et à mesure qu'il se produit. On devra le déposer dans des fosses étanches et éloignées. A défaut de cheval, on élèvera des lapins ou des volailles. Les mêmes conseils s'imposent. L'observation, du reste, prouve que les animaux proprement tenus sont ceux qui s'élèvent le mieux. On peut toujours, par la propreté, adoucir les rigueurs de leur captivité.

Milieu respiratoire. Aération, Ventilation.

Occupons-nous maintenant des installations qui animent nos demeures et les font vivre.

Vous savez tous qu'une maison non aérée sent le renfermé, qu'un air pur est à l'homme ce qu'un bon sol est aux végétaux. On l'a défini en disant « aer pabulum vitæ ». Cela n'est vrai qu'autant qu'on a à sa disposition la qualité et la quantité.

Les causes d'altération sont nombreuses : les poussières, les vapeurs, les gaz, les cabinets d'aisances, les cheminées, les aliments, les ordures ménagères et enfin la respiration avec son poison pulmonaire. Deux gaz se produisent; l'acide carbonique qui est anesthésique, l'azote qui agit comme corps négatif. Il n'est pas sans intérêt de connaître la quantité de gaz carbonique qu'une personne peut rejeter en vingt-quatre heures. Elle est variable avec l'âge et le sexe.

Pour une heure, et le calcul est facile à faire, on trouve :

	Age	
Garçon	9,1/2	10,3 litres
Fille.	10	9,7
Jeune homme . .	16	17,4
Femme.	25	17.
Homme.	28	18,6

Les différentes sortes d'éclairage viennent encore augmenter cette teneur, saturer l'air qui n'est plus respirable lorsqu'il en contient 40 pour mille.

Pour assurer le renouvellement de l'air, on peut avoir recours à deux sortes de ventilation : 1° Naturelle, au moyen des parois, des joints des portes et des fenêtres, d'une cheminée.

2° Artificielle, en ouvrant les fenêtres et évitant de provoquer des courants d'air. Quelquefois enfin, on emploie certains mécanismes, tels que vitres perforées, ventilateurs, etc., dont la description nous entraînerait trop loin.

Milieu thermique, Chauffage, Réfrigération

Une des premières conditions à remplir est que la maison s'y prête. Les vieilles demeures aux cheminées mal construites, aux portes mal jointes, sont aussi difficiles à échauffer que les constructions neuves élevées économiquement avec des murs peu épais.

Le chauffage doit nous procurer d'une façon

continue le degré de température le plus favorable à la santé sans altérer l'air et son pouvoir hygrométrique; sans dégager d'impuretés, être inoffensif et économique.

Le degré de chaleur le plus convenable correspond aux températures suivantes :

15° moyenne ordinaire.

18°-20° dans les locaux de séjour.

12°-16° dans les chambres à coucher.

16°-19° dans les écoles.

Dans les chambres à coucher, la calorification doit être intermittente. Il est souvent nécessaire de décrudir l'air. On ne doit pas oublier que si les meubles s'échauffent, ils restituent la chaleur emmagasinée alors même que le foyer est éteint. Ici, le corps étant couvert, il n'y a pas d'inconvénient à ce que la face soit dans un air vif et que les poumons le respirent.

Il est difficile d'obtenir une égalité parfaite de température à cause des pertes qui se produisent forcément par toutes sortes d'ouvertures.

Les gaz qui sont produits dans la combustion dépendent de la nature du combustible employé. Il est bon de les connaître.

Avec le bois nous avons : l'acide carbonique et l'oxyde de carbone.

Avec le charbon de terre, il y a en plus des deux gaz précédents : acide sulfureux, hydrogène sulfuré, ammoniaque. Pour faire une étude un peu complète du chauffage, il convient de parler des combustibles et des appareils.

Les combustibles se présentent sous trois états : solides, liquides ou gazeux.

Les solides comprennent toutes les essences de bois, qui, sous le même état de dessiccation produisent sensiblement la même chaleur : houille, coke, etc. Parmi les substances liquides, citons le pétrole et parmi les corps volatils : le gaz.

Si on compare les quantités de chaleur produites par un kilogramme de ces corps en brûlant, on trouve :

Bois moyen à 30 p. 100 d'eau	2,500 calories.
Briquettes.	6,000
Charbon de Paris	6,000
Houille	6,600
Charbon de bois	7,000
Coke au gaz.	7,350
Agglomérés.	8,000
Pétrole	10,000
Gaz lumière.	13,000

Si on tient compte du prix de revient, on voit que le bois coûte le plus cher. Il est le plus hygiénique. La houille, ou pain de l'industrie, est certes le plus économique.

Les appareils sont de deux sortes, selon que la source du calorique est dans la pièce même ou en dehors de celle-ci. Le chauffage est alors local ou central.

Sans vouloir passer en revue tous les appareils dont on s'est servi, nous dirons quelques mots de certains qui ont présenté un côté vraiment curieux.

Les braseros d'autrefois laissaient dégager de grandes quantités d'oxyde de carbone et d'acide carbonique. C'est à la production de ces gaz qu'est due la mort de Philippe III, roi d'Espagne. Les chaufferettes actuelles sont des braseros enfermés dans une petite boîte. Elles ont les mêmes inconvénients.

Les cheminées datent du onzième siècle. Elles ont été considérablement modifiées. Leur chaleur est franche, lumineuse, réjouissante. Le coin du feu est plein de charmes pour les longues soirées d'hiver. Depuis quelque temps, on y a introduit un appareil dit « appareil Fondet », qui carbonise l'air et ne ventile pas suffisamment.

Les poëles en faïence sont les plus salubres. Ils se refroidissent lentement. Pour éviter l'altération de l'humidité de l'air, il est bon de les recouvrir d'une quantité d'eau telle que la surface du liquide soit égale au quart de la surface active de l'appareil. Ceux en fonte donnent plus de chaleur mais se refroidissent plus vite. Les poëles mobiles dont on se sert depuis quelques années, sont presque tous dangereux à cause des gaz qu'ils émettent et du tirage imparfait des cheminées où on les introduit. Ils ne doivent jamais figurer dans les chambres à coucher.

En matière de conclusion, il faut, pour obtenir un bon chauffage :

1° Une combustion parfaite.

2° Une évacuation assurée des gaz.

3° Une ventilation généreuse.

Réfrigération. — C'est la contre-partie du chauffage. On y parvient en fermant les fenêtres, les persiennes, les rideaux. Dans certaines grandes réunions, comme aux bals de l'Hôtel de Ville, on fait arriver un courant d'air sur des blocs de glace. Enfin, dans d'autres cas, on répand dans les appartements une certaine couche d'eau, qui, en s'évaporant, produit un abaissement de température.

Éclairage, résidus impurs, eaux ménagères, vidanges, eaux

Éclairage. — Deux modes sont employés : éclairage naturel, éclairage artificiel.

L'éclairage naturel reconnaît deux sources : le soleil et la lune.

D'une façon générale, l'intensité éclairante est d'autant plus grande que la lumière tombe sur une surface blanche. Nos appartements seraient suffisamment éclairés si on ne prenait pas à tâche de les assombrir avec des rideaux épais ou des tentures de couleurs foncées. Contre un excès de lumière, on emploie des persiennes, des jalousies, des stores, des rideaux. La couleur verte, sauf pour ces derniers, est préférable. C'est un fait d'observation que la lumière tamisée à travers le feuillage des arbres est particulièrement douce et agréable.

A propos des stores, disons qu'il serait préférable de les voir se dérouler en sens inverse de ce qui se présente habituellement. Quand il y a trop de lumière, c'est par en bas, au niveau des yeux qu'il convient d'intercepter les rayons directs. Le store joue alors le rôle d'un mur ou d'un écran. Le meilleur de tous ces appareils est encore le rideau de mousseline.

La lumière venant du Nord est de rigueur pour les peintres, les artistes, qui ont besoin d'un éclairage uniforme, abondant, tombant d'en haut, non troublé par la réverbération des parois ou du parquet. Le même mode convient également à l'homme d'études, au négociant, au banquier, aux couturières, etc.

Deux modes également de production pour la lumière artificielle : la combustion, l'électricité. Énonçons d'abord cette comparaison que 50 p. 100 des rayons émis par le soleil sont des rayons lumineux, tandis qu'avec le pétrole, le gaz, l'huile 90 p. 100 sont des rayons thermiques, obscurs, et 10 à 6 p. 100 des rayons éclairants.

Les substances auxquelles on a l'habitude de s'adresser pour produire une lumière artificielle sont, comme pour le chauffage, solides, liquides ou gazeuses.

Les solides comprennent : le suif, la stéarine, la cire.

Les liquides comptent : les huiles fixes, les huiles volatiles. Enfin, dans la dernière catégorie, se trouve rangé le gaz de houille.

Autrefois le pétrole servait exclusivement aux classes pauvres, mais, depuis quelque temps, on est parvenu à obtenir des appareils perfectionnés qui lui donnent droit de cité dans les salons et tous les appartements. Nous avons comparé les pouvoirs calorifiques de certains corps, dressons un tableau des différentes substances éclairantes en prenant pour type la cire = 100. Nous aurons :

Suif, chandelles.	90
Cire	100
Huile de Colza	159
Pétrole.	195
Gaz.	253

Ces chiffres, dans leur éloquence, dispensent de toute conclusion.

Les appareils, si variés qu'ils soient, représentent toujours le même type, la lampe.

Avec le gaz, on emploie des becs particuliers surmontés de manchons cylindriques en verre ou en mica qui absorbent une partie de la chaleur et se couvrent de particules blanches de sulfate d'ammoniaque. Depuis quelque temps, afin de rendre plus économique et plus éclairant ce système, on fait passer la flamme à travers un manchon trempé dans une solution de zircone (oxalate).

Il est utile de surmonter le foyer étincelant d'un abat-jour coloré extérieurement et dont la surface intérieure soit blanche ou vernissée. Il n'y a jamais trop de lumière, on peut toujours en annuler l'excès.

Disons un mot de la lumière électrique. Ses avantages sont nombreux. Elle ne produit ni chaleur, ni oxyde de carbone, mais son action sur la vue est quelquefois fâcheuse.

Résidus impurs. — Des besoins journaliers de la vie, de son entretien, résulte une quantité assez grande de résidus impurs qu'il importe d'éloigner. La propreté est l'essence même de l'hygiène. Elle doit être exercée avec la plus grande rigueur et dans les détails les plus minutieux.

Les produits usés sont de deux sortes : ou solides (poussières, ordures de cuisine) ou liquides (eaux ménagères, vidanges). L'enlèvement des poussières par l'époussetage proprement dit est une mauvaise habitude. C'est un simple déplacement. Si on le pratique sur des étoffes de laine, il peut arriver qu'on remette en circulation dans la pièce des germes de maladies infectieuses, s'il s'en est trouvé dans la maison. Du reste, c'est plutôt chez les riches, aux tentures luxueuses, que la diphtérie ou la coqueluche font le plus de victimes. Les mêmes inconvénients sont un peu plus rares dans la classe pauvre. Il est bien certain que dans cette dernière à défaut d'étoffes, le milieu et l'encombrement viennent augmenter les risques.

On doit essuyer et non épousseter : les balais, les plumeaux seront avantageusement remplacés par une peau douce, un linge fatigué et humecté quand c'est compatible avec l'intégrité des surfaces ou des objets à nettoyer. Il faut aérer pendant qu'on procède à cette opération. Pour les parquets et les tapis, le balai mécanique représente un certain perfectionnement en ce qu'il concentre les poussières et permet de les brûler.

Le nettoyage à l'aide de linges humides est aussi une bonne pratique pour les parquets.

Les *ordures ménagères* seront déposées dans une boîte en métal avec des cendres pour absorber les liquides, et évacuées tous les jours. Étant récentes, elles ne sont pas nuisibles, plus tard elles fermentent et peuvent parfois devenir dangereuses. Quant aux eaux de toilette, elles seront déversées directement à l'égout le plus proche.

Vidanges. — Les déjections humaines sont bien plus dangereuses que les eaux ménagères. Il y a donc le plus grand intérêt à s'en débarrasser rapidement et d'une manière complète.

Deux modes sont employés : l'abandon, le collectionnement.

Du temps de Moïse, on disait : « Tu auras hors du camp un lieu pour tes besoins naturels et tu apporteras avec toi une pique suspendue à ta ceinture et qui te servira à creuser et à recouvrir les matières ».

De notre temps, dans certains cas regrettables, on les jette par la fenêtre ou bien on les dirige dans des puits ou des puisards.

Deux termes doivent se présenter : les recueillir et les évacuer.

Les appareils récepteurs sont en Provence des vases en grès ou encore la garde-robe ou chaise percée, utilisée avec profusion à Versailles, d'après les mémoires de Saint-Simon.

Les appareils mobiles portent aujourd'hui le nom de tinettes avec ou sans système Goux.

Un autre mode de collectionnement usité dans presque toutes les maisons est la fosse fixe dont l'étanchéité parfaite est bien souvent un mythe. Il se produit des infiltrations dans le sol qui viennent contaminer la nappe d'eau. Même, certains propriétaires, une fois la visite passée, font un trou à la fosse pour faciliter l'écoulement des liquides. Enfin elle doit être surmontée d'un tuyau d'évent réglementé comme dimensions et être située au moins à dix mètres des puits.

Pour l'éloignement, on emploie actuellement le système Talard à aspiration. Les gaz sont brûlés dans le foyer de la machine locomobile. Il est bon, avant l'ouverture d'une fosse, de la désinfecter avec du sulfate de cuivre, du sulfate de fer, du crésyl ou encore avec un lait de chaux à 20 p. 100 qui enlève toute odeur sans laisser dégager d'ammoniaque.

Tous ces systèmes ne valent pas le tout à l'égout bien pratiqué.

Eaux. — C'est une des questions les plus importantes au point de vue de l'assainissement de la maison. Elle est le complément de l'évacuation des produits usés.

Nous pouvons, sous ce rapport, nous inspirer des idées des philanthropes. Martin Nadaud disait : « Les Français ne gaspillent pas assez d'eau. Les hommes qui sont les plus propres sont presque toujours de bons citoyens ».

Un autre : « L'eau doit être comme le pain de première qualité. »

Elle doit répondre aux indications suivantes : être d'une saveur agréable, fraîche, douce, limpide, ne pas se troubler par la chaleur, dissoudre le savon et cuire parfaitement les légumes. Enfin son degré de dureté ou hydrotimétrique doit être au plus de 30.

Les limites maxima des éléments qui s'y trouvent contenus sont, par litre :

Chlore	0gr, 040
Acide sulfurique	0, 030
Matières organiques	0, 002
Perte au rouge	0, 040

On a prétendu que la présence des nitrates était un signe d'altération des eaux. Cependant d'après M. Duclaux, ce serait, au contraire, l'indice de la transformation complète de la matière organique en un état qui ne peut plus nuire.

Il est toutefois nécessaire de faire subir à l'eau certaines corrections. On y parvient par l'ébullition et la filtration. Quel que soit le système de filtres employés rien ne vaut une bonne distribution conduisant de l'eau irréprochable. Chaque municipalité doit se persuader que c'est la plus impérieuse et la plus utile des améliorations à apporter.

Logements insalubres, Habitations rurales.

« L'insalubrité du logement, disait Blanqui, est le point de départ de toutes les misères, de tous les vices des familles ouvrières. Il n'y a pas de réformes qui méritent au plus haut degré d'attirer l'attention et le dévoûment des amis de l'humanité. Pour accomplir cette réforme, il faut assainir les logements insalubres et en second lieu créer pour les ouvriers des habitations saines, propres et confortables ».

Jusqu'alors nous n'avons passé en revue que des demeures ou trop hygiéniques ou trop luxueuses ou encore les maisons que peu de chose rendrait salubres.

Mais descendons plus bas dans l'échelle du logement et voyons ce qui existe. Le triste tableau que nous allons présenter en sera la comparaison frappante.

L'hygiène doit surtout s'adresser aux pauvres, aux ouvriers, à tous ceux enfin que la fortune a délaissés.

Le plus souvent le rez-de-chaussée se compose d'une ou deux pièces. La même chambre sert de cuisine dans un coin, d'atelier dans l'autre, de logement dans le reste.

Le cube d'air est insuffisant, les murs sont minés, non blanchis. Le carrelage est disjoint. Les latrines sont à la turque ou bien c'est une tinette que l'on place quelquefois au grenier. Alors la rue reçoit le trop plein et les égouts finissent, non sans raison, par sentir mauvais. Du chauffage et de l'éclairage n'en disons qu'un mot, c'est défectueux au possible. C'est le milieu méphitique par excellence, étuve en été, glacière en hiver.

Nous n'avons supposé jusqu'alors que le cas de l'ouvrier se logeant chez lui. Mais lorsqu'il demeure en garni c'est encore plus triste. Souvent on constate l'absence de mobilier, l'entassement indéfini des hôtes, l'humidité et l'étroitesse des pièces. L'air et la lumière altérés, l'issue imparfaite des résidus ne sont que les conséquences fatales de ces tristes milieux. On l'a dit du reste, sous forme d'aphorismes, « à maison obscure, habitants chétifs ». « Où le soleil n'entre pas, le médecin entre ».

Habitations rurales. — La santé des paysans est en souffrance pour cette raison que leur supériorité sanitaire est certainement moindre qu'elle ne pourrait et ne devrait être. Les logements ruraux sont insalubres par eux-mêmes d'abord, ensuite par le voisinage des animaux. Les fumiers sont entassés dans la cour après s'être putréfiés sous les pieds du bétail. Cette étude de l'insalubrité rurale peut faire à elle seule l'objet d'une conférence. Signalons en passant ce qui existe et disons que le campagnard perd par le séjour dans sa demeure les bénéfices d'une journée passée en plein air.

Conclusions.

Nous terminerons cet enseignement par les conclusions qui en découlent. Prenons la contrepartie de ce que nous avons considéré comme mauvais et nous verrons ce qu'il faut faire en matière d'hygiène. Du reste, c'est aux mauvaises conditions hygiéniques du logement qu'on doit attribuer en grande partie les nombreuses maladies qui étiolent l'enfant dès le berceau et le poursuivent adulte ou homme mûr.

Choisissez pour demeure une maison bâtie sur un sol sain et sec. Évitez les papiers veloutés, les tentures, les draperies. S'il existe des parquets, qu'ils soient en chêne et sur bitume. Que le carrelage soit bien joint, que les plafonds n'aient pas d'ornements. Évitez les rez-de-chaussée, les mansardes. A tout le monde, pauvre ou riche, disons que la chambre la plus vaste, la mieux exposée, celle qui reçoit les rayons du soleil levant, doit être choisie. Il faut supprimer les alcôves, les rideaux aux lits, éviter les vieilleries encombrantes, éloigner les plantes et les animaux. Il y a toujours assez de meubles, jamais assez d'air. En été, servez-vous des cheminées pour la ventilation. En hiver, pas de poêles mobiles, mais plutôt des poëles en faïence, et n'en jamais fermer les clefs.

Le nettoyage se fera à l'aide d'un chiffon humide ou sec et on savonnera tout ce qui est en bois.

Que les réceptacles des déchets organiques soient des tinettes ou des fosses fixes; il est nécessaire de les désinfecter et de les vider souvent. La question des vidanges reste la première et la plus importante des questions sanitaires à l'ordre du jour.

Gaspillez de l'eau, le plus possible.

Pour les logements, qu'on applique la loi du 13 avril 1850 et celle plus récente du 30 novembre 1894 sur les logements à bon marché.

La propreté ne se conseille pas, elle doit être naturelle. Les remèdes qu'il convient d'apporter aux habitations rurales sont tout indiqués : rendre les maisons et les étables plus salubres et plus commodes; les aérer et les maintenir dans un état de propreté d'autant plus essentielle que par leur construction même, les bâtiments ressemblent plutôt à des cabanes qu'à des demeures dignes de ce nom.

On devra recueillir tous les produits usés dans des fosses étanches, éloignées, et ne jamais jeter de déjections sur les fumiers surtout quand elles proviennent de maladies contagieuses.

C'est dans l'hygiène qu'est le salut, aussi bien à la ville qu'à la campagne.

N. B. — Cette conférence, un peu longue, telle qu'elle est exposée, pourrait faire l'objet de deux entretiens.

Si on parle devant un public urbain, on pourrait développer la question des logements insalubres; si c'est devant une population agricole, s'étendre, au contraire, sur l'habitation rurale en montrant dans l'un et l'autre cas et d'une manière évidente les inconvénients des mauvaises demeures.

DEUXIÈME CONFÉRENCE

HYGIÈNE DES VÊTEMENTS ET SOINS CORPORELS

DEUXIÈME CONFÉRENCE

HYGIÈNE DES VÊTEMENTS ET SOINS CORPORELS

HYGIÈNE DES VÊTEMENTS.

Le vêtement est, tout d'abord, comme l'habitation, un moyen de modifier les qualités thermiques ou hygrométriques de l'air. De même que la maison, il ne doit rien nous faire perdre des actions bienfaisantes de ce milieu. Il intervient dans la calorification du corps, l'état d'humidité, d'aération, d'insolation, d'électricité de l'enveloppe vivante. Il protège les divers organes ou appareils contre les chocs, les frottements, la fatigue.

La question mérite d'être examinée d'après le plan suivant :

1° Historique.

2° Tissus ou matières végétales ou animales.

3° Action des vêtements, formes.

4° Différentes sortes de vêtements.

Tête, coiffures.

Tronc, habits.
Extrémités, gants, chaussures.
5° Vêtement de nuit, lit.

Historique.

L'homme vient au monde tout nu. La nature ne l'arme ni ne l'habille. Pour se défendre contre ses ennemis, pour saisir sa proie, il faut qu'il taille la pierre et qu'il frappe le fer. Pour se garantir des morsures, du froid et du chaud, il faut qu'il dépouille l'animal de sa toison ou la plante de son écorce. Malgré cet état de faiblesse, l'homme n'a cessé de multiplier ses besoins et d'en varier la satisfaction. Les soins de son corps ont progressé avec le développement de sa raison. Son vêtement, tant pour la forme que pour la matière, est mieux adapté aux conditions générales de l'existence qu'à certaines périodes des temps modernes et aux époques les plus éloignées de l'histoire. Si nos habits, les habits masculins, surtout, ont perdu en élégance, ils ont au moins gagné sous le rapport de l'hygiène, de la commodité et surtout du bon marché.

Esquissons ce que furent les vêtements des siècles passés.

On nous représente Hercule vêtu d'une peau de lion.

Nos premiers parents, en se couvrant de feuilles de figuier, ne firent qu'obéir à un instinct subit de pudeur.

On attribue aux Phéniciens les premiers procédés de tissage et de teinture. Chez les Grecs et les Romains, les femmes, même celles des plus hautes classes, fabriquaient dans le gynécée les vêtements de famille. La simplicité du vêtement antique se prêtait d'ailleurs aux méthodes toutes primitives de cette industrie domestique. On ne s'ingéniait pas, comme de nos jours, à inventer des modes nouvelles et des coupes savantes. La tunique, la toge et le manteau de forme invariable et pour ainsi dire traditionnelle étaient les pièces indispensables ou presque uniques du vêtement viril. Pour les femmes, c'était toujours la tunique flottante ou serrée à la taille par une cordelière ou la jupe traînante. Ces costumes laissaient au corps son libre développement, favorisaient la majesté de la marche, la solennité des attitudes et l'éloquence du geste.

Les costumes orientaux étaient ce qu'ils sont encore aujourd'hui. Nos ancêtres des Gaules portaient déjà la braye et le sayon qu'on retrouve dans certaines contrées de la Basse-Bretagne. Dans le cours du moyen âge, le costume affecta dans toutes les classes une forme presque monacale.

La Renaissance opéra une révolution presque radicale. Ce fut la belle et grande époque du costume français, des étoffes chatoyantes, du velours, du satin, du drap d'or, etc. Enfin, par des dégénérescences successives, pourpoints, collets, manteaux, sont devenus l'habit encore drapé de

Louis XIV, l'habit à la française de Louis XV et de la Révolution, enfin la redingote, le paletot sac et le frac d'aujourd'hui. Le haut de chausse s'est transformé en culotte et la culotte a fait place au pantalon, qui, il faut le croire, ne sera plus désormais supplanté. Mais la forme et la matière dont est fait le vêtement ont bien souvent été pure question de mode et d'ornement.

Pour les hommes, les vêtements de couleurs sombres sont devenus dans nos pays d'un usage à peu près général. On peut dire que le sérieux des esprits, dans notre société démocratique, a déteint sur l'étoffe de nos costumes. Leur forme se ressent aussi de nos mœurs égalitaires. Sauf la finesse de l'étoffe et du linge, le millionnaire vêtu pour une cérémonie ne se distingue pas de l'ouvrier endimanché. Tous deux sont sanglés dans le même fourreau noir et étranglés par la même cravate blanche qui se réduit à un simple nœud ou à un étroit ruban. Même coiffure aussi, même chaussure. L'enterrement, la noce, le bal, la cérémonie officielle imposent à tous le même uniforme funèbre.

Tissus ou matières végétales ou animales.

Nous empruntons aux trois règnes de la nature les substances qui servent à confectionner nos vêtements.

Certains minéraux nous donnent les armures

et l'amiante incombustible. C'est plutôt l'exception que la règle.

Les substances végétales sont : le chanvre, le lin, le coton, le caoutchouc, la paille de nos chapeaux, etc.

Le chanvre et le lin étaient souvent employés autrefois, aujourd'hui on préfère le coton. Il coûte moins cher, est moins froid, moins hygrométrique que la toile. Signalons le danger que présente un coton spécial, *le pilou*, qui prend feu facilement et a occasionné des accidents mortels.

Le chanvre et le lin sont deux plantes textiles de nos pays.

Avec le premier, on confectionne les toiles et les cordages.

Le second servait à faire les bandelettes dont les Égyptiens enveloppaient leurs momies. Celui de France est supérieur à celui de Russie. Le lin de la Nouvelle-Zélande vient du Phormium Tenax, celui de l'Inde s'appelle Jute.

Le règne animal nous offre la peau des animaux pour nos chaussures de cuir, les poils de mouton, de chèvre pour les draps, les étoffes, la laine, le kachemire, l'alpaga, etc. Enfin nous avons le poil de chameau (mohair) et ceux de chat et de lapin.

La laine prend facilement les couleurs. Elle est légère, souple, conserve facilement le calorique, devient humide sans être froide.

La soie avec ses variétés : satin, taffetas, foulard,

damas, faille, etc., est aux matières textiles ce que l'or est aux métaux.

Pour savoir à quelle étoffe il convient de donner la préférence, il est bon de voir ce que nous attendons des vêtements que nous portons.

Action des vêtements, formes.

Les vêtements doivent avoir une action sur la calorification, la lumière et l'hygrométrie.

Calorification. — Nous devons être protégés contre le froid et conserver notre calorique sous peine de déperdition comme les lapins rasés de Richet.

Tous les corps émettent par rayonnement sur tous les points de leur surface et proportionnellement à cette surface une certaine quantité de chaleur. Le corps humain plus chaud que l'air, ne saurait se refroidir au delà d'un certain degré compatible avec la vie. Nos habits jouent le rôle d'un écran. Ils sont mauvais conducteurs et émettent moins qu'ils n'absorbent. L'air s'emprisonne dans les fibres du tissu et parmi toutes les étoffes la laine et les fourrures remplissent convenablement ce but. La flanelle est plus chaude que la toile, les villosités qui la revêtent éloignent de la peau. La toile, au contraire, s'y applique. D'où cette conséquence, que la superposition des vêtements en augmentant le nombre des couches d'air est une saine pratique pour éviter le froid.

Réfrigération. — Dans d'autres contrées, on doit lutter contre l'excès de chaleur. L'Espagnol se sert de son manteau. Le burnous blanc de l'Arabe le soustrait par son peu de conductibilité et la couleur blanche à l'absorption des rayons solaires. Par ailleurs, c'est aux étoffes de coton que l'on donne la préférence. Enfin, chez nous, les étoffes de demi-saison ont été inventées pour nous permettre de passer, sans transition brusque, d'un extrême à l'autre.

Hygrométrie. — La question est double. Il y a ici, par rapport aux vêtements : humidité extérieure contenue dans l'air, et humidité intérieure : c'est l'eau qui provient de l'enveloppe cutanée par la sueur. Plus les vêtements sont hygrométriques, moins ils sont chauds. On doit rechercher une étoffe qui absorbe l'eau lentement sans se saturer vite et l'abandonne de même. C'est la laine qui répond à ces exigences. Avec elle pas de refroidissements brusques. Tout le monde sait que pour les soins de toilette vulgaires, on ne s'essuie vite et bien qu'avec des étoffes de lin ou de chanvre. Le coton sèche mal.

D'où cette conséquence que pour la table, la toilette, la cuisine, on se servira de chanvre ou de lin tandis que comme linge de corps, on préfèrera le coton.

Les vêtements imperméables sont à peu près nuls comme protection contre le froid à cause de leur minceur et de l'absence d'air dans leur tissu. Ils sont un obstacle absolu à la réfrigération. Le corps est maintenu en permanence dans un milieu saturé d'humidité.

Formes. — Toutes les formes sont admises, c'est affaire d'instinct ou de mode.

Les vêtements dans nos climats ne doivent jamais être ni trop amples, ni trop adhérents. Trop flottant l'habit n'offre qu'une protection insuffisante contre les influences extérieures; trop étroit, outre qu'il paralyse le jeu des organes, ôte leur souplesse aux membres, ralentit la circulation et rompt l'équilibre de température, il est nuisible en ce qu'il supprime entre le corps et le vêtement une couche d'air qui, par sa faible conductibilité, arrête le rayonnement de la chaleur naturelle. Un habit qui gêne le corps, gêne l'esprit.

En principe, pas de ligatures, de constrictions localisées ou étendues. Les chemisiers, les tailleurs, les couturières, les cordonniers sont tous coupables. Nous sommes leurs esclaves.

Anciennement c'était le mâle qui se bariolait, aujourd'hui c'est la femme. L'artifice est si grand qu'on se demande si la réalité subsiste encore.

Différentes sortes de vêtements : tête, coiffure; tronc, habits; extrémités, gants, chaussures.

Examinons maintenant chacun des vêtements qui protègent l'une ou l'autre partie de notre corps.

Tête, coiffure. — C'est le vêtement le moins indispensable puisqu'il y a les cheveux. Les Grecs et les Romains ne se couvraient que pour voyager. Les chapeaux furent introduits en France sous Charles VIII. La chevelure était longue. Aujourd'hui la façon de porter les cheveux courts évite la présence des parasites. Les enfants et les parents sont constamment tête nue à cause de l'égalité de température dont nous jouissons dans nos appartements bien clos, tandis qu'autrefois on y gelait.

Les chapeaux hauts de forme, à bords étroits, ne protègent ni du soleil ni de la pluie.

La coiffure des dames est plutôt un prétexte à parure et à coquetterie. Elle est inutile à cause des cheveux, qui sont d'autant plus longs et plus abondants qu'ils ne sont pas couverts! Les femmes d'Espagne et du Levant aux chevelures opulentes ne sont jamais couvertes de la tête. Chez les enfants la coiffure doit être simple. Plus âgés, elle doit être légère en toute saison et les défendre du froid et du chaud qui les exposent aux coryzas et aux méningites.

Le cou doit être nu comme la face. La circulation y gagne. Les personnes qui usent le plus du cache-nez et du boa sont les plus sujettes aux laryngites et aux angines. Par les froids intenses, un simple foulard doit suffire.

Tronc, habits. — Pour bien des personnes, le premier vêtement est le gilet de flanelle. C'est une concession faite aux organismes délicats. Pour les enfants, l'éducation à l'eau froide lui est préférable.

Ensuite vient la chemise, autrefois faite de toile, actuellement de coton. L'avantage est incontestablement à cette dernière étoffe. Elle se refroidit lentement, est plus douce et plus chaude. Il importe d'en changer souvent. Celle du jour doit être quittée le soir et remplacée par une autre à encolure plus large et permettant le jeu normal de la respiration pendant le sommeil.

Peu de choses à dire des cravates qui, par leurs formes, n'exercent pas de constriction.

Ensuite vient le caleçon chez les hommes et le pantalon chez les femmes. L'un et l'autre en évitant le frottement ne doivent pas contrarier le travail de l'estomac, déplacer les viscères abdominaux.

Le pantalon d'homme sera mieux soutenu par des bretelles que par une ceinture. Le gilet comme le reste du vêtement, redingote, paletot, ne doit pas gêner.

Le corset a seulement de l'intérêt pour les femmes. La mode, cet implacable tyran, a fait du corset moins un vêtement qu'une machine propre à modifier les formes et souvent à en créer d'artificielles. Les Grecques et les Romaines se soutenaient la taille avec des bandes ou de petites tuniques. Le corset cuirasse date du XVIe siècle. Catherine de Médicis s'en servait. Il gênait la respiration, la digestion.

Aujourd'hui les corsets sont souples, bien faits. Il est indispensable pour assurer le développement régulier des formes, maintenir les jeunes personnes dans l'habitude de se tenir droites, de ne pas s'abandonner à une liberté d'allures très nuisible à la beauté. Pour les jeunes filles, il doit être réduit à son minimum. Il faut en faire une ceinture un peu plus large et élastique, jamais une cuirasse. D'ailleurs il fane toutes les fleurs qu'il ne fauche pas. On doit éviter la taille de guêpe ou de jonc, comme on disait du temps d'Auguste, pour se rapprocher de la forme splendide dont l'art nous a laissé de si magnifiques spécimens. Il est inutile avant douze ans.

La jarretière doit être peu serrée, au-dessus du genou et non au-dessous, pour éviter l'engorgement des gros vaisseaux profondément situés. Des jarretelles sont préférables.

Extrémités. — Gants. — Chaussures. — Ces parties de notre corps peuvent rester nues comme le visage. Les peuples barbares et les populations rurales s'en passent quelquefois. Les gants sont une convention plutôt qu'une utilité.

Le pied est enveloppé de chaussettes ou de bas en laine ou en coton. Ce vêtement recueille une partie des sécrétions abondantes et odorantes. Il retarde l'accumulation de la malpropreté, supplée pendant quelque temps au lavage de cette extrémité. Il assainit la véritable chaussure. En hiver, il devient un écran contre le refroidissement; le cuir n'étant presque pas une protection.

Les conditions hygiéniques de toute chaussure, qu'on la dénomme : sandale, cothurne, espadrille, sabots, etc., c'est qu'elle soit souple, ni trop forte, ni trop mince, ni trop étroite. Une chaussure à semelle étroite déforme les pieds et amène des cors; trop large, le frottement finit par produire le même résultat. On doit se faire une chaussure à son pied, mais c'est l'inverse qui se produit. Si la chaussure des cordonniers déforme moins le pied des femmes que celui des hommes, c'est que les premières sont plus souples et moins dures que les secondes.

On a renoncé avec raison aux talons Louis XV. Les bottines vernies sont froides en hiver, chaudes en été.

Enfin, il est bon d'ajouter que le talon doit être deux fois plus épais que la semelle.

L'inconvénient des bottines réside dans le manque de laxité du caoutchouc. Les souliers et les bottines qui se lacent sont préférables. Ceux en tissus de caoutchouc sont détestables et les chaussures fourrées ne tiennent pas longtemps chaud.

Il est un accessoire du vêtement sur lequel nous devons dire quelques mots, c'est le mouchoir. Son apparition a coïncidé avec l'usage du tabac. Il est le véhicule d'un grand nombre de germes, de miasmes et a occasionné souvent des ophtalmies.

Vêtement de nuit. — Lit.

Le lit est le vêtement de l'homme malade ou endormi. Il doit remplir un double but, annuler les effets de la compression et éviter la déperdition de la chaleur animale. Il se compose d'un cadre en bois ou en fer facile à nettoyer, d'un sommier, de matelas et de deux couvertures. Les matelas, qu'ils soient en laine ou en crin, sont des réceptacles pour les germes, les gaz, l'humidité et les insectes. Ils doivent être souvent battus, cardés et même étuvés.

Le lit de plumes est trop mou, trop douillet.

Un traversin suffit. L'oreiller n'est fait que pour les malades ou les gens âgés.

Les draps de toile ou de coton doivent être exposés à l'air le matin, les fenêtres restant ouvertes. Les rideaux et les alcôves sont antihygiéniques. L'édredon est trop chaud et doit être réservé pour les nuits très froides.

En somme nous pouvons comparer la composition du lit à celle de nos vêtements :

Les draps représenteraient la chemise et les couvertures nos habits.

En santé, il ne faut se couvrir pour le sommeil que juste dans la mesure nécessaire pour être, en dormant, à l'abri de la sensation du froid. La face peut rester découverte. Le bonnet de nuit est inutile à quiconque possède des cheveux.

Soins des vêtements. — Les vêtements sont le véhicule des germes morbides. L'expérience pouve que plus d'une épidémie a eu pour origine la boutique des fripiers.

On doit changer de linge au moins une fois par semaine. Les gens du monde pèchent par excès contraire. La désinfection du vêtement est le complément de celle de l'habitation. La blouse de l'ouvrier doit être aussi propre que la redingote du propriétaire.

SOINS CORPORELS

Le plan suivant sera adopté pour cette question :

1° Définition.
2° Bains.
3° Lotions.

Définition.

La propreté est indispensable à l'entretien de la santé. Les moralistes en font une vertu. Elle est instinctive chez l'homme et chez les animaux. C'est la pierre angulaire de la santé. Citons parmi les aphorismes ceux qui complètent notre définition.

« L'homme et les miasmes ne vont guère ensemble, celui-là dépérit ou ceux-ci prospèrent ».

FONSSAGRIVES.

« Le malpropre est la proie croissante d'un malaise continu ».

RASPAIL.

« Elle est au corps ce que l'amabilité est à l'âme ».

LA ROCHEFOUCAULT.

« Ce que la décence est aux mœurs ».

BACON.

« C'est le véritable élixir de longévité, en vain cherché par les alchimistes ».

La peau qui est le vicaire du rein réclame des soins spéciaux. Au moyen âge, la propreté était un vice, et le bain était indécent. Cependant les religions ont sanctifié la propreté : avec l'une, c'est le baptême, avec l'autre les ablutions saintes et quotidiennes.

Bains.

L'hygiène ne saurait se contenter de cette propreté apparente consistant à se laver sommairement le visage et les mains et à porter du linge assez blanc dans les parties visibles. Elle exige un nettoyage complet. C'est le meilleur moyen de s'affranchir des maladies infectieuses ou parasitaires.

Les anciens remplaçaient le linge de corps par des bains généraux. Chez les Grecs, c'était une obligation de l'hospitalité. Les Romains possédaient de vastes piscines. Moïse et Mahomet ont fait des bains une pratique religieuse.

Les bains peuvent être froids ou chauds.

La température de 15 à 20° convient pour l'eau de la mer ou les rivières. Les bains que l'on y prend nettoyent moins que lorsqu'ils sont chauds. Ils sont toniques, excitent la peau, fortifient les muscles et calment le système nerveux. Il suffit d'éviter la sensation de froid. L'eau de la mer agit spécialement à cause de sa salure. Elle convient aux enfants scrofuleux, rachitiques qui ne doivent cependant pas en prendre avant cinq ans. La Manche est plus froide que l'Océan ou la Méditerranée.

Chez soi, en toute saison, on peut remplacer les bains froids par le *tub*. Il faut pour cela un grand bassin en zinc et beaucoup de courage.

Les bains chauds ou mieux tièdes sont agréables et salutaires. Il n'y a que les classes aisées qui profitent de ceux que l'on prend dans des baignoires. C'est loin d'être une pratique usuelle pour les ouvriers qui en ont plus besoin que les gens du monde. En France, on paie environ 0 fr. 50 pour un bain, y compris le linge, c'est un prix élevé. Les bains à bon marché constitueraient pour les classes laborieuses et pauvres une institution nécessaire.

En 1850, on prenait en moyenne à Paris deux bains par an et par individu. En province, à la campagne, cela devait être encore beaucoup plus rare.

Pourquoi ne pas se servir des eaux chaudes provenant des machines pour chauffer l'eau des piscines de natation et donner aux pauvres des bains-douches économiques. Leur courte durée ne saurait les rendre débilitants. Il faut tout ou plus, pour dissoudre les sécrétions graisseuses de la peau et les impuretés 5 à 10 gr. de savon de Marseille. A la température de 28 à 30°, on n'éloignerait personne.

Que dire des bains d'étuves, des bains romains, turcs, etc., c'est une fantaisie et un luxe compliqué comme jadis à Rome. Dans cette ville, on passait successivement du vestiaire à l'étuve sèche, puis à l'étuve humide, à la douche froide et enfin, après le massage, les frictions et les onctions, on regagnait le vestiaire.

A Constantinople, chez les Maures et en Égypte l'abus des bains a amené là décadence des femmes.

Signalons à titre de curiosité comment se prennent les bains en Russie. On remplit une chambre, construite en bois, de vapeur en projetant de l'eau sur des cailloux rougis au feu, puis on va se rouler dans la neige.

Lotions.

Tête. — La face doit être lavée tous les jours à l'eau froide au moyen d'ablutions, d'une éponge ou d'une serviette.

Les éponges s'imprègnent facilement de matières organiques et de germes. On les nettoie avec de l'eau alcaline, du jus de citron ou mieux de l'eau de pluie dans laquelle on les fait macérer. Nous devons nous servir de grandes cuvettes. Aussi est-ce une anomalie dans les hôtels et les pensionnats que de voir les récipients dont on dispose. Leur étroitesse est telle que c'est à peine si on peut y introduire le bout du nez. C'est surtout dans la toilette qu'il convient de prodiguer l'eau.

On peut permettre qu'elle soit légèrement aromatique. Les fards, poudres, etc., ne doivent être employés que par les actrices et ne jamais servir à *réparer des ans l'irréparable outrage.*

Les savons inventés autrefois par nos ancêtres les Gaulois seront de bonne qualité. De temps en temps et pour arriver à un nettoyage complet, on emploiera de l'eau chaude pour la barbe, la nuque, les cheveux, même s'ils sont courts.

Nous connaissons tous la race des rois chevelus, l'usage qui voulait que pour être poli on s'arrachât un cheveu, l'emploi des perruques auxquelles on a encore recours pour combattre la calvitie. Tout cela n'est que pour mémoire. Aujourd'hui les cheveux sont portés courts. Les coiffeurs devraient bien, avant de nous les couper, désinfecter leurs instruments, leurs tondeuses. Les mères doivent surveiller la chevelure de leurs filles, et se rappeler que la façon la plus simple de la disposer est aussi la plus hygiénique. Il est nécessaire d'en couper de temps en temps l'extrême pointe.

La barbe se porte de deux manières. Chez l'Oriental elle est longue et épaisse. L'Occidental se rase depuis que Louis le Jeune s'est laissé raser en public par Lombard (1143).

Si on la conserve, il faut la couper de temps à autre; si, au contraire, on s'en prive, le rasoir et le blaireau doivent être personnels.

La bouche doit être nettoyée et brossée après chaque repas surtout chez les ouvriers qui travaillent dans une atmosphère de poussières.

Pour nettoyer les oreilles, enlever le cérumen, on fera usage du coin de la serviette qu'on aura roulé ou d'un pinceau.

Les yeux seront lotionnés avec de l'eau chaude.

Tous ces liquides seront recueillis dans des seaux de toilette désinfectés au permanganate de potasse.

Extrémités, pieds, mains. — Les pieds doivent être l'objet de lotions tous les soirs, plutôt froides, surtout chez les gens qui marchent et ont une disposition reconnue à la sueur des pieds ou aux excoriations épidermiques. Une fois par semaine un bain tiède achèvera les soins journaliers.

Il importe de ne point laisser les ongles dépasser notablement les orteils dans la crainte du refoulement et de la compression par la chaussure. Les ongles des gros orteils doivent être coupés carrément afin d'éviter l'ongle incarné. Les autres ad libitum.

Contre les cors se servir de la lime et non du rasoir.

Il faut abandonner les chaussures qui les ont provoqués.

La propreté des mains, la netteté des ongles sont suffisamment imposées par les convenances sociales. Il vaut mieux se laver les mains à l'eau froide qu'à l'eau tiède en rentrant à la maison plutôt qu'au moment d'en sortir. Dans les ateliers seront établis des lavabos.

Les meilleurs savons sont ceux qui sont transparents.

On ne saurait les fabriquer avec des graisses rances.

Enfin, il est encore d'autres soins hygiéniques qui rentrent dans les attributions des mères envers leurs filles, ou à leur défaut des maîtresses à l'égard des élèves.

La moralité dans ces deux cas court moins de risques qu'en entretenant chez les enfants la pruderie et la curiosité.

Conclusions.

Les conclusions se dégagent elles-mêmes : propreté partout et toujours en gaspillant le plus d'eau possible. Il faut avoir soin de son corps comme on a soin de sa maison, en se rappelant cette belle parole de Leibnitz : « Il n'y a que deux choses qui doivent nous préoccuper ici-bas : la vertu et la santé ».

TROISIÈME CONFÉRENCE

EXERCICE, TRAVAIL, REPOS, ALIMENTATION

TROISIÈME CONFÉRENCE

EXERCICE, TRAVAIL, REPOS, ALIMENTATION

Exercice.

Le mouvement est la caractéristique de la vie autant que la nutrition qui est elle-même du mouvement.

Tous les animaux sont tenus à un certain travail pour se procurer les matériaux de l'alimentation. Il n'y a même que ce travail-là qui soit obligatoire par la loi naturelle; tous les hommes le subissent et s'y livrent en réalité pour vivre.

Exercice ne veut pas dire travail. L'exercice est un apprentissage ou un entretien des aptitudes à l'action. Ce sont des mouvements qui n'ont pas encore de but utile, c'est presque de l'art pour l'art.

En tant que travail, l'hygiène s'occupe moins de l'éducation spéciale, propre à chaque mode, que des conditions du milieu et des dangers ou des avantages que comportent les formes, la nature des objets de travail, la durée de celui-ci, etc., etc.

Nous jugeons inutile de nous étendre sur la station, la marche, le saut, la promenade à pied, la chasse, la danse, la natation, les divers modes de véhiculation, les jeux, la gymnastique proprement dite, la rame, etc., disons-en seulement les bienfaits.

Le mouvement accélère la respiration, augmente la quantité d'oxygène absorbé et celle d'acide carbonique et de vapeur d'eau exhalés par les poumons.

L'exercice accroît la fréquence et l'énergie des battements du cœur, excite l'activité des organes digestifs. Il y a dépense plus grande de matériaux, par conséquent besoin plus impérieux de restitution et absorption plus rapide.

Les muscles s'accroissent en volume. L'observation la plus vulgaire a depuis longtemps établi que le système le plus exercé est aussi celui qui se développe le plus : les mollets des danseuses, les bras des boulangers, etc.

Travail.

Le travail est la loi de l'humanité. Pour les sociétés comme pour les individus il est la condition essentielle du bien-être et de la moralité. Il a pour conséquences la fatigue et le besoin de repos.

Quant au travail proprement dit, nous ne pouvons que donner des généralités. Il serait bon, à ce propos, de considérer quelle est l'industrie dominante dans l'endroit où se font ces conférences et insister sur l'hygiène spéciale à chaque groupe de travailleurs. Ce serait le développement des préceptes généraux que nous allons exposer, et qui s'appliquent à l'ouvrier seul. L'usine dans laquelle il travaille est le plus souvent classée et comme telle soumise à des lois et règlements que l'autorité est chargée de faire appliquer.

Plus l'ouvrier est jeune, plus il a de chances d'abréger sa vie par le travail dans les poussières ou vapeurs toxiques.

La jeune fille est encore plus compromise que les garçons par le séjour à l'atelier.

Mais ce qui compromet surtout la santé du plus grand nombre, ce sont les excès intermittents mais non réguliers.

Quant à la durée, il est certain que l'homme ne peut rester actif que pendant un temps limité, surtout si son activité ne change pas d'objet.

Les limites se rapprochent surtout quand il s'agit de jeunes gens. Indépendamment du sommeil nécessaire, des pauses sont indispensables pour les repas et rompre la continuité du labeur.

Dans l'hygiène professionnelle, il y a deux choses à considérer : le mouvement et l'attitude.

Le mouvement se transmet par les organes de la locomotion, mains, bras, œil qui dirige, par le cerveau qui pense. Le mouvement est complété par l'attitude. Il importe que celle-ci ne devienne jamais vicieuse.

Si les professions sédentaires ralentissent les fonctions de nutrition, les professions actives, au contraire, déterminent une suractivité circulatoire, une exagération des fonctions éliminatrices.

Il y a donc en fait deux choses à considérer : la profession et le milieu professionnel. L'hygiène du travailleur doit être préservatrice et compensatrice.

Préservatrice par les mécanismes, le séjour dans des locaux sains et bien ventilés, par les vêtements, la propreté, l'entente, l'ordre, etc.

Compensatrice, et c'est là le côté philosophique et social : par le salaire, la demeure saine, la famille, l'instruction et l'épargne.

Le travail intellectuel dont nous devons dire un mot est l'action cérébrale guidée par la volonté.

Les huit heures de travail quotidien au sujet desquelles il s'est fait un mouvement si bruyant dans les classes ouvrières, pourraient être adoptées comme moyennes pour les travailleurs intellectuels, mais il en est peu qui puissent fournir une moyenne de travail vrai, actif, fécond, de huit heures par jour sans arriver au surmenage. Il faut varier ses travaux.

Repos, Sommeil.

La nature entière subit la loi de la périodicité diurne, de l'alternance dans le repos et le travail; l'homme y est plus particulièrement assujetti. La nécessité de dormir est moins tyrannique pour les travailleurs qui font surtout fonctionner leurs muscles. Ils ont d'ailleurs moins souvent la tentation de s'en priver et leurs occupations finies ils s'endorment de ce sommeil profond, paisible, réparateur que ne connaissent pas les hommes dont l'intelligence est toujours en éveil et qui ne dorment qu'à moitié.

La fatigue qui suit l'exercice est due à trois causes physiologiques : 1° Usure de la substance contractile; 2° accumulation dans le muscle de matériaux de déchet, principalement d'acide lactique; 3° épuisement de l'afflux nerveux.

Il est différentes formes de repos. Le changement d'exercice, les jeux pour les enfants, les délassements pour les grandes personnes. Les travailleurs de toute classe suspendent le mouvement pour les repas et, d'ordinaire, pendant quelque temps encore après le repas de midi qui est le plus important de la journée.

En vertu du précepte de l'École de Salerne « *post prandium sta* », dans certaines contrées on fait la sieste.

Dans les grands centres, on prolonge la veille soit pour le travail, soit surtout pour le plaisir, quitte à ne s'éveiller le lendemain que très tard dans la matinée : c'est une des raisons pour lesquelles on vieillit vite dans les villes.

On raconte qu'Hunter dormait de cinq à six heures, Lacépède quatre heures, Mirabeau quatre heures, Cuvier neuf heures, etc. Il est certain qu'en produisant moins on produit meilleur. En général, de sept à douze ans, il faut dix heures de sommeil.

Septem horas dormire, sat est juveni, senique. Tel est le précepte général condamné par les hygiénistes. Comme les faibles ont plus besoin de repos que les forts, on permettra plutôt huit heures et même neuf aux jeunes filles et aux jeunes femmes.

Les vieillards ne dorment guère et n'en éprouvent que faiblement le besoin. C'est probablement d'eux qu'est venu le proverbe : « *La nuit porte conseil* ».

Mais, dans ce cas, la santé court bien des risques. L'essentiel pour bien dormir est qu'il y ait un relâchement complet et agréable de tout le système musculaire. Les gros viscères doivent reposer sur un plan et ne pas avoir de tiraillements.

Aucune ligature ne doit entraver le jeu de la respiration. Il faut dormir sur le côté droit, afin de faciliter le passage des aliments dans le duodénum, dans un air pur, non vicié, silencieux et d'une température convenable.

Alimentation.

A côté du repos vient se placer l'alimentation ou restitution des matériaux usés par le travail et le repos. Nous ne nous appesantirons pas sur l'historique de la question. Il nous importe peu, en effet, de savoir ce que l'on mangeait à Sparte, à Athènes ou à Rome. Nous ne devons envisager que ce qui regarde notre société moderne et donner quelques considérations sur la digestion des aliments, sur leur valeur nutritive. C'est dire en un mot que nous allons d'abord formuler des règles générales, après quoi nous parlerons des aliments eux-mêmes et de la ration alimentaire qui convient à chaque groupe individuel ou social.

En fait, ce qui entretient la vie n'est pas ce que l'on mange, mais ce que l'on digère, ce que l'on s'assimile. La digestion, du reste, est une fonction qui consiste dans l'affinité du soi pour soi.

Autrefois on disait : « *Quale est alimentum, talis est chylus, qualis chylus talis sanguis, qualis tandem sanguis, tales sunt spiritus* ». Cet aphorisme est encore vrai de nos jours.

Quand on ne vit que d'indigestion, la vie n'est pas longue. Il faut apaiser la faim, ne jamais l'irriter. Évitons de confondre appétit de l'estomac avec appétit du palais; le *quod sapit, nutrit* est un chant de sirène dont il faut se défier. Pour bien digérer, il faut que l'estomac soit complètement débarrassé du repas précédent. Il faut avoir la sensation de la faim.

On appelle aliments toute substance de quelque origine qu'elle soit, qui, introduite dans l'organisme vivant, peut servir à la nutrition.

Les conditions qui règlent l'alimentation varient avec la taille, le sexe, l'âge, le travail. On peut établir deux grandes classes de substances alimentaires selon qu'elles sont tirées du règne végétal ou du règne animal.

Règne végétal. — Avant de les décrire séparément nous pouvons les ranger en trois grandes catégories : les albuminoïdes, les hydrates de carbone, les matières grasses, puis à part, les sels minéraux.

Les albuminoïdes comprennent l'albumine végétale, le gluten du blé, la fibrine, etc. La pepsine agit sur eux en les transformant d'abord en syntonines puis en peptones. On peut distinguer la peptonisation stomacale qui se fait dans un milieu acide et la peptonisation pancréatique qui nécessite la présence d'un milieu alcalin. Ce sont presque toujours des aliments plastiques.

Les hydrates de carbone ou respiratoires comprennent : l'amidon, la dextrine, les sucres, la cellulose, etc.

Les matières grasses ou d'épargne viennent des fruits, et sont absorbés par les chylifères à l'état d'émulsion et le pancréas est encore l'organe de leur transformation qui les rend assimilables.

Les sels minéraux comptent l'acide phosphorique, le chlorure de sodium, les phosphates qui ont une action puissante sur les os et le système nerveux.

On s'adresse aussi à différentes familles naturelles : aux légumineuses pour les haricots, pois, lentilles. (C'est de la farine de ces dernières qu'est faite la Revalescière). Tous ont une enveloppe de cellulose réfractaire à la digestion et ne peuvent être bien assimilés qu'autant qu'ils sont réduits en purée.

Les céréales ou graminées fournissent le froment, l'orge, le riz, le maïs.

Les crucifères donnent les choux, les radis, le cresson.

Enfin viennent les champignons, les asperges, épinards, laitues, etc., les fruits divers et le cacao.

Le blé comporte différentes variétés : durs, tendres, demi-durs.

Les blés durs sont les plus riches en azote. Ils fournissent les gruaux, le vermicelle.

Les blés tendres donnent des farines plus blanches dont la conséquence se trouve dans le pain.

Une remarque s'impose ici. Le pain de luxe est aussi nourrissant que le pain de ménage, puisqu'il contient autant d'azote, comme l'a prouvé le docteur Violet, mais il ne constitue pas un aliment aussi complet, parce qu'il renferme moins de sels et notamment de phosphates, lesquels sont surtout contenus dans l'enveloppe du grain. Ajoutons que son usage quotidien contribue à la constipation habituelle des gens du monde. Les paysans préfèrent, non sans raison, un pain un peu grossier, qu'on sent dans l'estomac, qui apaise la faim, ne passe pas trop vite et donne des selles abondantes et faciles.

Règne animal. — Remarquons tout d'abord que les matières albuminoïdes des viandes sont plus facilement et plus complètement assimilées que celles des végétaux. Elles représentent le type le plus parfait des aliments azotés, tandis que les produits végétaux réalisent celui des aliments hydro-carbonés.

Les volailles sont riches en principes nutritifs et de digestion facile, sauf le canard et surtout l'oie dont la chair renferme trop de matière grasse. Le gibier, surtout s'il est faisandé, est difficile à digérer.

Il faut donner le double de poisson pour produire le même résultat que la viande. Il est de digestion facile, surtout lorsqu'il est bouilli. Les crustacés sont indigestes. Quant aux huîtres, c'est une auto-digestion.

Les œufs, si précieux pour l'enfance, sont un aliment complet, se digérant mieux, après n'avoir subi qu'une demi-cuisson.

Citons, seulement en passant, le lait et ses dérivés : beurre, fromage; les condiments : sucre, miel, vinaigre, épices, etc.

Les boissons agissent aussi bien par l'apport de l'eau que par les principes qu'elles renferment. Il importe avant tout de boire peu et seulement quand on a soif. L'estomac devient inerte quand on a dilué outre mesure les sucs actifs. Certaines boissons sont des condiments, tel le café. C'est un excitant du système nerveux et musculaire. Il diminue la fréquence du pouls en augmentant l'énergie des battements cardiaques. Il convient au travailleur, disposant d'un régime très azoté.

Un riche qui boit une tasse de café après un repas plantureux se donne plutôt un excitant de la digestion qu'un supplément alimentaire. La stimulation que donne le café n'est pas suivie de la détente pénible qui succède à l'absorption de l'alcool.

Nous arrivons maintenant à l'alcool et aux boissons alcooliques. Elles possèdent en général des propriétés agréables ou excitantes. L'excès d'alcool constitue l'ivresse, l'excès habituel s'appelle ivrognerie; prolongé, ce dernier état donne l'alcoolisme.

On a dit avec raison que c'était le génie de la dégénérescence. Les Mahométans s'en passent et cependant ils ne sont pas pour cela incapables d'un travail énergique. Les enfants et beaucoup de femmes n'en usent pas. Elles sont même funestes aux premiers et la royale coutume de faire avaler du vin, à leur naissance, aux fils des Bourbons, n'était qu'une des nombreuses erreurs de l'étiquette des cours.

Jusqu'à cinq ans, les enfants n'ont pas besoin de vin. De cinq à quinze ans, on donnera de l'eau rougie ainsi qu'aux femmes sédentaires. Il est vrai de dire, qu'en général, il n'est pas plus nécessaire que l'alcool, mais c'est la plus agréable des boissons fermentées.

Les vrais philanthropes, comme Bergeron, Lunier, etc., ont entrevu très justement que l'abondance du vin loyal et de bonne qualité est le réel préservatif des désastres de l'alcoolisme.

Les hygiénistes sont dans le vrai en regardant

le vinage et le maquillage actuel du vin comme la raison du mouvement ascendant de l'alcoolisme et de ses conséquences.

La bière est plus nourrissante que le cidre et même que le vin, en raison de sa richesse en extrait, de ses matières albuminoïdes et hydrocarbonées, de ses sels. Elle paraît convenir aux nerveux et aux bilieux.

Reste maintenant la question de la ration alimentaire convenable à chaque groupe.

Il faut, sous ce rapport, s'inspirer d'un proverbe arabe : « *La tempérance est un arbre qui a pour racines le contentement de peu et pour fruits la santé et le calme.* »

Nous devons, avant tout, veiller sur notre corps. Ce n'est pas assez d'avoir de grandes qualités, il faut en avoir l'économie.

Nous ne saurions mieux faire que d'emprunter les chiffres suivants à leur auteur :

	Albumine.	Graisse.	Hydro-carbonés.
Ration d'entretien . . .	66	25	330
Travail modéré.	120	40	530
Travail moyen	153	68	508
Travail fort.	160	66	580
Travail intense.	184	71	570

Remarquons que 385 gr. de viande représentent 77 gr. d'albumine et 190 gr. de pain correspondent à 20 gr. d'albumine.

Les citadins ont moins besoin de carbone et davantage d'azote que les ruraux.

Chez les ouvriers, il est préférable de manger plus d'hydro-carbonés que d'éléments azotés proprement dits.

L'hygiène des professions libérales peut se résumer ainsi : sobriété dans le travail et dans l'alimentation, et à tous points de vue :

Il faut faire porter au corps le joug d'une salutaire tempérance (Bourdaloue).

Enfin nous terminerons par cette pensée :

Montesquieu prétend « que l'amour de la frugalité est aussi essentiel dans une République que l'amour de l'égalité et que pour qu'on y aime l'égalité et la frugalité, il faut que les lois les y aient établies ».

QUATRIÈME CONFÉRENCE

ÉDUCATION PROPREMENT DITE
HYGIÈNE DE L'ENFANCE, DE L'ADOLESCENCE
DE LA VIEILLESSE

QUATRIÈME CONFÉRENCE

ÉDUCATION PROPREMENT DITE.
HYGIÈNE DE L'ENFANCE, DE L'ADOLESCENCE DE LA VIEILLESSE

Dans cette dernière conférence nous donnerons à chaque âge les conseils d'hygiène qui lui conviennent.

Hygiène de l'Enfance.

Cette période de la vie comprise entre la naissance et l'âge de douze ans peut se subdiviser de la façon suivante :

Première enfance, jusqu'à deux ans;
Seconde enfance, de deux à six ans;
Et de six à douze ans.

Il est bien certain que nous ne pouvons que donner un résumé des préceptes hygiéniques, chaque question à elle seule, développée, pourrait fournir un sujet d'études.

Première enfance, jusqu'à deux ans. — L'enfant qui naît doit être nourri exclusivement de lait. Les différentes méthodes d'allaitement sont :

1° Allaitement au sein de la mère exclusivement.

2° Allaitement au sein d'une nourrice exclusivement.

3° Allaitement au biberon seul (allaitement artificiel).

4° Allaitement au sein et au biberon (Allaitement mixte).

5° Allaitement au pis d'un animal, en général d'une chèvre.

1° L'allaitement maternel exclusif constitue la meilleure méthode pour élever un enfant. La mère doit nourrir sa progéniture, la nature et la raison le lui commandent. La grossesse, les couches, la lactation doivent être considérées comme les anneaux d'une même chaîne que la mère ne peut rompre sans préjudice pour elle-même. C'est au sein maternel que se font les plus beaux enfants.

Que l'enfant soit élevé par sa mère ou par une étrangère, certaines conditions doivent être remplies pour que l'allaitement au sein produise un bon résultat.

Il faut présenter l'enfant au sein deux ou trois heures après la délivrance et si l'on est obligé d'attendre une nourrice, ne donner que la plus petite quantité possible d'eau à la cuiller.

Si l'enfant ne peut pas teter, il faut s'assurer de l'état de la langue.

La position assise, le dos bien appuyé, est la plus facile pour donner le sein.

La régularisation des tetées de l'enfant est un des points essentiels de l'allaitement. Un nouveau-né ne doit teter que toutes les deux heures pendant le jour et seulement toutes les trois ou quatre heures pendant la nuit. La durée de chaque tetée ne doit pas dépasser dix à douze minutes. Une bonne précaution à prendre pour éviter les crevasses, c'est d'essuyer avec soin le bout du mamelon avec un linge de toile, propre et fin, immédiatement après chaque tetée.

Ce n'est que du sixième au septième mois ou après l'apparition de la première dent que l'on peut commencer l'usage d'un aliment autre que le lait, car, à ce moment, l'estomac de l'enfant est suffisamment préparé pour permettre de donner une petite soupe. Les bouillies à l'arrow-root, au sagou, au tapioca, à la biscotte, à la farine de froment peuvent être données une fois le jour concurremment avec le lait de la mère ou de la nourrice. Puis viennent les panades et les potages légers avec du bouillon bien dégraissé, associé au tapioca.

Ce n'est que vers neuf ou dix mois qu'on donne deux soupes par jour.

Il est prudent de s'abstenir de ces compositions diverses que le commerce recommande pour remplacer le lait et surtout le bouillon.

Vers le huitième ou douzième mois, on peut donner des œufs frais, peu cuits, soit à la coque, soit délayés dans une panade ou un tapioca au bouillon.

2° Allaitement exclusivement au sein par une nourrice étrangère.

La nourrice doit suivre pour son nourrisson les mêmes règles énoncées plus haut pour l'allaitement par la mère, espaçant de deux heures chaque tetée et se gardant bien pour calmer les cris ou la faim de l'enfant de mettre entre ses lèvres des suçons de liège ou d'éponge vulgairement appelés *nouets*.

Quant aux qualités physiques d'une bonne nourrice c'est affaire au médecin.

3° Allaitement au biberon seul, dit allaitement artificiel.

Il exige pour réussir beaucoup de patience et de minutieuses précautions. Une mère seule est capable de trouver dans son dévoûment la persévérance nécessaire pour réussir dans cette tâche si difficile, si délicate et si pleine de rebutantes difficultés.

C'est la vache qui fournit le lait dont la composition se rapproche le plus de celui de la femme. Il est plus concentré et moins sucré. On ne doit employer que du lait stérilisé et lorsqu'il doit être coupé d'eau, comme il convient dans les premiers mois, ce dernier liquide devra être lui-même bouilli.

Il ne faut pas en donner ni plus souvent ni plus abondamment que l'enfant n'en prendrait au sein.

Le tout doit être proportionné à la capacité de l'estomac. Une hygiène alimentaire défectueuse crée une atonie gastro-intestinale qui ne rétrocède jamais.

De tous les biberons, le meilleur, ou pour mieux

dire le moins mauvais est, encore le plus simple et le plus facile à tenir propre.

4° Allaitement mixte par le sein et le biberon.

Lorsqu'on est obligé d'y avoir recours, il faut le commencer le plus tôt possible, car autrement, l'enfant habitué au sein prendrait difficilement le biberon.

5° Allaitement par la femelle d'un animal.

Il est enfin un genre d'allaitement qui compte de nombreux partisans, c'est l'allaitement par la chèvre qui, de toutes les femelles des animaux, est celle qui s'y prête le mieux.

Le contrôle certain de la santé des enfants est la pesée qui doit être faite tous les huit jours pendant les cinq premiers mois, puis tous les quinze jours et enfin tous les mois. On pèse sur la première balance venue pourvu qu'elle soit juste.

En règle générale, pour sevrer un enfant, il faut attendre qu'il ait ses douze dents.

Dans les cas ordinaires, l'enfant ne réclame pendant la dentition que la stricte observance du régime, le grand air, des bains, un hochet mou (racine de guimauve) pour presser sur les gencives.

Le vêtement doit protéger l'enfant contre le froid, mais éviter qu'il puisse entraver la liberté de ses mouvements ; il doit donc réaliser les quatre conditions suivantes : être souple, léger, assez ample et suffisamment chaud.

Du berceau peu de chose à en dire qu'on ne sache.

L'époque la plus favorable pour vacciner un

enfant est du troisième au quatrième mois, c'est-à-dire quand il est déjà un peu fort et avant les troubles de la dentition.

Seconde enfance, de deux à six ans. — L'enfant a deux ans, il commence à marcher, il prononce quelques paroles et se met en communication avec ce qui l'entoure par le corps et par la pensée : l'intelligence s'éveille. Avec cette nouvelle phase de l'existence, de nouveaux devoirs s'imposent à la mère, et loin d'être finie sa mission semble devenir plus importante. Elle doit développer, compléter l'œuvre qu'elle a commencée; elle doit, par des soins intelligents, rendre ce jeune être fort et robuste et le préparer de loin aux luttes de la vie.

Les principes qu'il y a lieu d'appliquer peuvent se résumer dans les propositions suivantes :

Ce qu'il faut à un enfant, c'est: 1° Beaucoup d'eau pour les ablutions; 2° beaucoup de grand air; 3° une nourriture simple avec abondance de lait et de pain; 4° une privation complète d'excitants; 5° une vigilante sollicitude de la mère pour éloigner tout ce qui pourrait devenir un danger tant au point de vue physique que moral.

Nous nous permettrons seulement de dire aux pères que plus l'enfant grandit, plus ils doivent prendre part à son éducation physique comme à son éducation intellectuelle et morale, et que, surtout dès la seconde enfance, ils doivent partager et les sollicitudes et les dévoûments de la mère; pour avoir droit avec elle à la reconnaissance de leurs enfants devenus chefs de famille, à la reconnaissance de leur patrie, à la reconnaissance de l'humanité entière.

Période de six à douze ans. — Jusqu'à six ans, l'intelligence de l'enfant ne fait que commencer à se développer; à partir de cet âge, les parents doivent songer à le diriger dans une nouvelle phase de la vie. Il ne suffit plus de s'occuper de son corps, on doit songer à l'esprit; il faut veiller à préparer des hommes et des femmes capables de supporter les luttes de la vie, capables de devenir un jour le centre de nouvelles familles.

Jusqu'à cet âge, le petit garçon et la petite fille réclamaient les mêmes soins; plus ils avanceront, plus nous verrons la différence s'établir entre la direction à leur donner en dehors des choses communes à tous les êtres vivants.

Si la mère continue à présider à la direction de l'éducation physique de la jeune fille, le père devra intervenir d'une manière plus particulière dans celle du jeune garçon.

Telle est la caractéristique de cette seconde période de l'enfance. C'est l'âge de la seconde dentition qui demande des précautions et des soins attentifs.

Quant au sommeil, les petits enfants dorment une grande partie de la journée. Lorsqu'ils sont sortis de la première enfance, ils ne dorment plus le jour, mais ils ont besoin d'une dizaine d'heures de sommeil prises d'un trait et il est très préjudiciable à leur santé morale et physique de les faire veiller.

Hygiène de l'Adolescence

L'adolescence est une période de la vie humaine qui s'étend en général, pour l'homme, de douze à vingt-deux ans et pour la femme de onze à dix-neuf.

Jusqu'alors la nature ne paraît avoir travaillé que pour la conservation et l'accroissement de son ouvrage; elle ne fournit à l'enfant que ce qui lui est nécessaire pour se nourrir et pour croître. Il vit, ou plutôt il végète, d'une vie particulière. Mais bientôt les principes de la vie se multiplient. Des fonctions nouvelles vont se montrer, le jeune garçon va devenir homme, la jeune fille va devenir femme.

L'adolescence est circonscrite entre deux limites précises : d'une part la puberté, ou époque du complet développement des organes génitaux, d'autre part, l'arrêt définitif de l'accroissement de la taille en hauteur qui continuera encore huit ou dix ans après la première manifestation des facultés génératrices. L'évolution de l'appareil génital est le caractère principal de l'adolescence, les modifications qu'on observe dans l'habitude extérieure du corps, et dans l'exercice des diverses fonctions, ne sont que des caractères secondaires.

Chez l'homme le tissu cellulaire se condense, les muscles se dessinent en relief ou à la surface du corps, l'accroissement du larynx produit la saillie vulgairement appelée « pomme d'Adam », la voix devient plus grave et prend le timbre viril.

Chez la femme, les mamelles se développent, les formes s'arrondissent, le bassin s'élargit, la voix s'adoucit.

Chez les deux sexes, la taille s'élance, les membres prennent plus de volume, la poitrine s'élargit. La physionomie acquiert son cachet définitif, en même temps que dans la sphère de l'intelligence et du sentiment apparaissent des tendances et des puissances nouvelles.

Le mouvement rapide d'accroissement qui se manifeste pendant l'adolescence peut, en amenant la rupture d'équilibre entre les différents systèmes d'organes, prédisposer à un grand nombre de maladies. La naissance de passions nouvelles apporte, en même temps, un élément de trouble pour la moralité. Aussi l'adolescence est-elle l'âge où l'hygiène et l'éducation doivent préparer et fonder en quelque sorte la santé physique et morale de l'homme. Si dans les périodes précédentes nous avons vu que le rôle qui était dévolu à chacun des parents s'harmonisait souvent devant le petit être ou l'enfant qu'il s'agissait d'élever, nous verrons dans l'adolescence une scission bien nette entre les devoirs du père et ceux de la mère. L'un dirigera plutôt le garçon, et aidera de ses conseils la mère qui veillera à l'éducation de sa fille.

Le temps de ces enfants se passera plus particulièrement à l'école ou à l'atelier, et les règles hygiéniques que nous formulerons s'appliqueront aussi bien aux parents qu'aux patrons qui ont le devoir de préparer des enfants forts et intelligents. Les armer contre les grands combats de la vie, c'est leur prouver combien on les aime.

La mère de famille doit initier ses enfants, surtout les filles, à la tenue d'une maison.

Il est aussi essentiel, pour un garçon ou une fille qui grandit, de dormir suffisamment que d'avoir de la nourriture et de l'air en abondance.

L'heure du coucher sera fixée à neuf heures et demie jusqu'à seize ans, et dix heures jusqu'à vingt ans.

Le lever aura lieu à six heures. La fenêtre restera entr'ouverte la nuit, les persiennes fermées.

Le sommeil trop prolongé alourdit le sang et l'esprit.

L'alimentation, pour être complète, doit être variée, saine et simple.

Trois repas par jour avec ponctualité, telle doit être la règle.

Les cheveux seront coupés courts aux garçons et, chez les deux sexes, le cuir chevelu sera lavé fréquemment avec de l'eau coupée d'alcool.

Si les cheveux des jeunes filles étaient cassants, quelques gouttes de glycérine ajoutées à l'alcool remédieraient à cet inconvénient.

Chez les garçons, la barbe commence à pousser. S'il doit se faire raser, mieux vaut lui enseigner d'en prendre soin lui-même, plutôt que de se confier à des mains étrangères.

Dans les deux sexes, éviter l'emploi de cosmétiques, fards, odeurs, etc.

Hygiène de la Vieillesse

La vieillesse constitue une période d'involution qui touche de si près à l'imminence morbide que rien n'est juste comme l'antique dicton : *Senectus, ipsa morbus.*

Tout est excitant pour l'enfant, tout s'émousse chez le vieillard.

Les principes hygiéniques de la vieillesse tiennent dans ces trois mots : sobriété, tempérance, frugalité.

Remarque. — Il est bien certain que nous eussions pu développer plus longuement la période de la première enfance. Nous ferons remarquer toutefois que nous avons cru bon d'enseigner d'abord ce qui convenait à l'homme mûr, persuadé qu'il appliquerait ces conseils à ses enfants en tant que propreté, soins corporels, alimentation, exercice, promenades, etc. Il est une mesure rationnelle pour chaque chose que les parents devinent et comprennent, et souvent l'affection les guide à écarter des leurs tout ce qui pourrait être nuisible.

Enfin, il faut rompre avec certaines tendances, à rendre nos demeures trop confortables, notre table trop somptueuse et nos vêtements plus luxueux qu'hygiéniques. N'ayons en vue que deux choses : la santé et le bien. Nous avons dit à chacun ce qu'il avait à faire pour éviter le danger.

Si nos conseils, la forme dans laquelle ils sont énoncés, pouvaient avoir un résultat, nous nous applaudirions d'avoir conservé quelques santés, éléments utiles à la Patrie.

Notre œuvre est loin d'être parfaite, irréprochable. Mais nous avons tenu plutôt à donner le plan de questions qui pourraient quelquefois être utilement complétées, témoin ce qui se rapporte à l'enfance. Le thème de cette dernière était tellement vaste que nous ne pouvions que l'effleurer. Il est des sujets essentiellement didactiques. Nous laissons aux médecins, avec leur compétence habituelle, le soin de développer ce que nous avons omis. Ils rendront service à l'humanité tout entière qui les bénira.

TABLE DES MATIÈRES

Pages.

TYPOGRAPHIE FIRMIN-DIDOT ET Cie. — MESNIL (EURE).

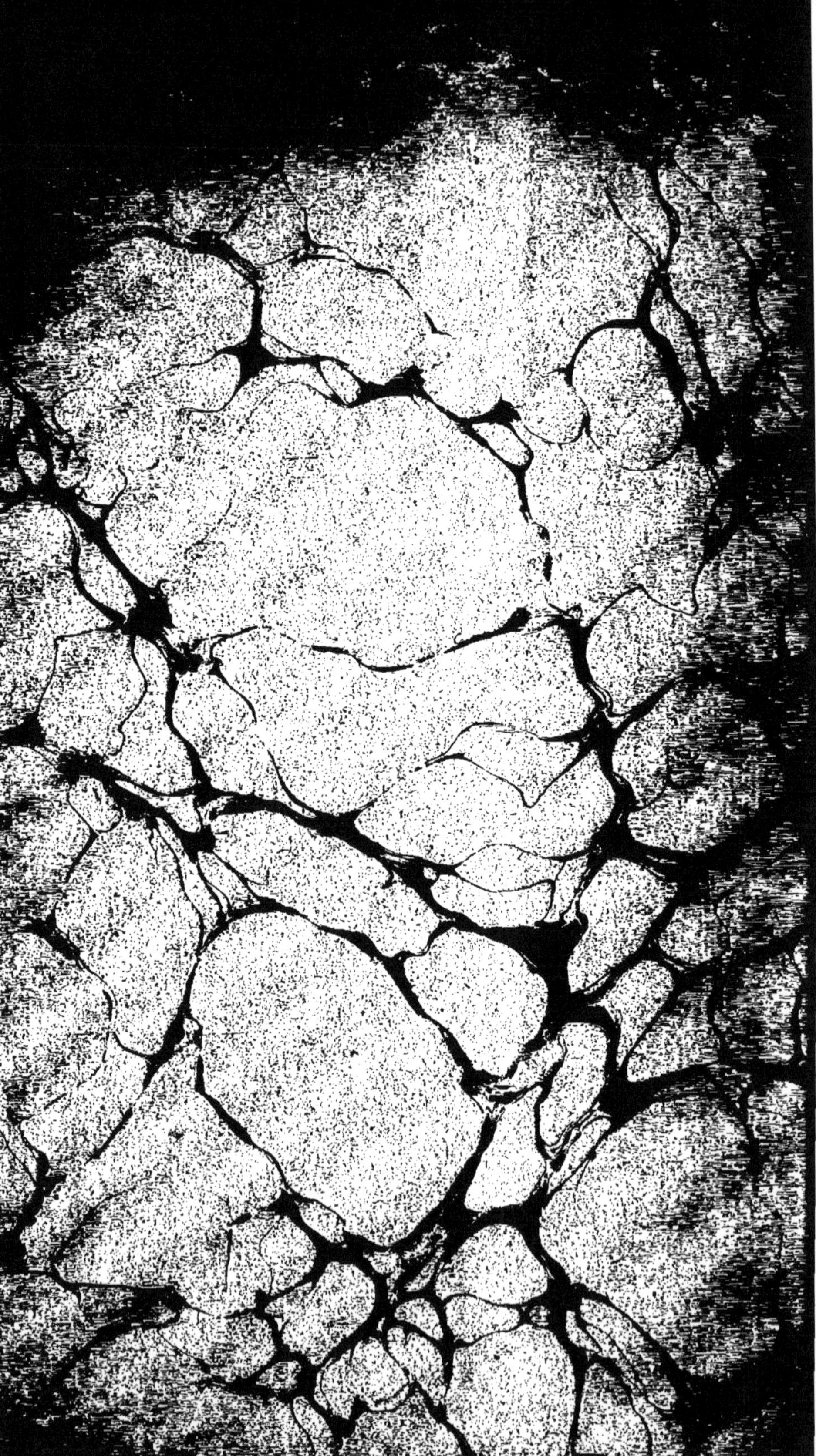

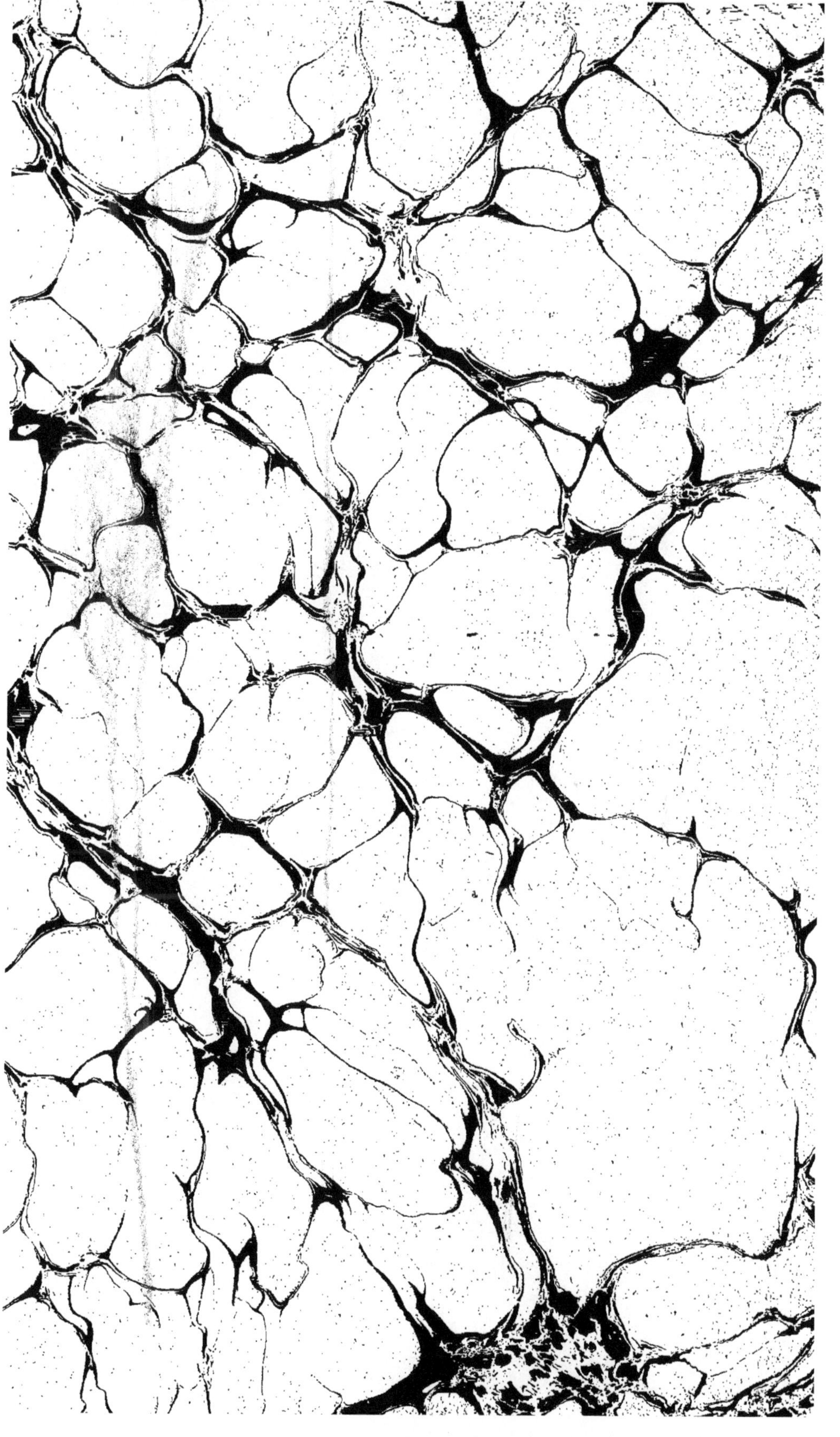

www.ingramcontent.com/pod-product-compliance
Ingram Content Group UK Ltd.
Pitfield, Milton Keynes, MK11 3LW, UK
UKHW020323250726
13967UKWH00004B/1831

9 782012 961838